# 现代临床检验进展

## XIANDAI LINCHUANG JIANYAN JINZHAN

秦静静　等　编著

吉林科学技术出版社

**图书在版编目（CIP）数据**

现代临床检验进展 / 秦静静等编著. —长春：吉林科学技术出版社，2020.8

ISBN 978-7-5578-7327-1

Ⅰ. ①现… Ⅱ. ①秦… Ⅲ. ①临床医学—医学检验 Ⅳ. ①R446.1

中国版本图书馆CIP数据核字（2020）第155834号

**现代临床检验进展**

| | | |
|---|---|---|
| 编　　著 | 秦静静　等 | |
| 出 版 人 | 宛　霞 | |
| 责任编辑 | 刘建民　王维义 | |
| 助理编辑 | 韩志刚 | |
| 书籍装帧 | 济南睿诚文化发展有限公司 | |
| 开　　本 | 787mm×1092mm　1/16 | |
| 字　　数 | 224千字 | |
| 页　　数 | 208 | |
| 印　　张 | 13 | |
| 印　　数 | 1—1500 | |
| 版　　次 | 2020年8月第1版 | |
| 印　　次 | 2021年5月第2次印刷 | |

| | |
|---|---|
| 出　　版 | 吉林科学技术出版社 |
| 发　　行 | 吉林科学技术出版社 |
| 地　　址 | 长春市福祉大路5378号 |
| 邮　　编 | 130000 |
| 网　　址 | www.jlstp.net |
| 电　　话 | 0431-85635171 |
| 印　　刷 | 保定市铭泰达印刷有限公司 |

| | |
|---|---|
| 书　　号 | ISBN 978-7-5578-7327-1 |
| 定　　价 | 55.00元 |

# 编委会

**主　编**

秦静静　张　莲　李文英　鲁福娟

岳秋梅

**副主编**（按姓氏笔画排序）

王福东　刘仪伟　刘立维　周佳雪

周建刚　周萌萌　袁　青　韩一亚

**编　委**（按姓氏笔画排序）

王福东　刘仪伟　刘立维　李文英

吴　洋　张　莲　张丽萍　岳秋梅

周佳雪　周建刚　周萌萌　秦静静

袁　青　崔颖君　韩一亚　鲁福娟

谢琰琰

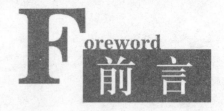

前言

　　临床检验主要运用物理学、化学和生物学等的实验方法对各种血液标本、体液标本、分泌物标本、排泄物标本以及组织标本进行定性或定量分析，以获得反映机体功能状态、病理变化或病因等的客观资料。作为诊断疾病的重要依据，临床检验在医学中的地位和作用日渐重要，诸多先进的新技术正逐步应用于临床检验。

　　本书内容为临床最常用、最基本的检验项目与检验技术及其临床应用，并注意融入了检验新知识、新进展和新观点。第一章介绍了血液检验，包括红细胞检验、白细胞检验、血小板检验；第二章介绍了尿液检验；第三章介绍了粪便检验；第四章介绍了体液及分泌物检验，包括脑脊液检验、浆膜腔积液检验、关节腔积液检验；第五章介绍了生化化学检验，包括内分泌激素检验、血糖及相关物质检验、血清无机离子检验、血清铁及其代谢物质检验、血清脂质与脂蛋白检验、血清心肌酶和心肌蛋白检验等内容；第六章介绍了免疫检验，包括免疫球蛋白检测、补体检测、免疫复合物测定、自身抗体测定。本书旨在强调检验医学的基础理论，注重与临床医学的有机结合，充分认识检验与临床相互沟通的重要性、目前临床检验的发展，以及各种标本采集受影响因素等。本书实用性强，适用于检验科从业人员参考使用，也可作为医学院校相关专业学生的参考书、工具书。

　　本书的编者是工作在第一线的检验科骨干，具有丰富的专业背景和临床经验。由于时间仓促，书中不足之处，衷心希望各医界专家、同仁及读者提出宝贵的意见，以使今后不断提高。

《现代临床检验进展》编委会

2020 年 6 月

# Contents 目录

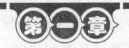

# 血液检验

## 第一节 标本采集与染色技术

### 一、血液标本采集

#### (一)标本采集准备

常规静脉采血时要求保证患者安全,并有利于静脉定位和标本采集。目前,大多数静脉采血是采用双向多重采样针,能通过负压方式将血液分配到盖子颜色不同的采血管中。盖子的颜色提示试管内添加剂不同、用途不同。

若需要采集多种不同用途和类型血液标本,采血顺序:①无菌黄色盖;②淡蓝色盖;③红色盖;④金黄色或红灰色盖;⑤绿色盖;⑥紫色盖;⑦灰色盖。其他颜色盖子的采血管应排在序列后。通常,首先采集血培养标本,以防细菌污染无菌试管。其次采集凝血检验标本,以防其他试管中抗凝剂或促凝剂污染枸橼酸钠抗凝试管;若仅做凝血检验,应采用淡蓝色盖试管,若使用蝶形针采集标本时,必须丢弃第一管血液,以防采血量不足。EDTA作为抗凝剂,会与钙离子和许多金属离子结合而影响许多检验的结果,如导致钙假性减低、钾假性增高,因此EDTA抗凝管尽可能放在其他抗凝管后采集。含草酸钾的灰色盖试管在采集标本时应特别注意,可能会导致血钾假性增高和细胞膜损伤,若添加了氟化钠还会导致血钠假性增高,并抑制许多酶的活性。

1.抗凝剂

能防止血液凝固。EDTA钠盐或钾盐能与钙离子结合,而抑制凝血过程。其他添加物,如枸橼酸钠、草酸钾、聚茴香脑磺酸钠(SPS)也能与钙结合。肝素钠盐、锂盐或铵盐能防止凝血酶原转为凝血酶而起到抗凝作用,应注意血液和抗凝剂的比例恰当,且采血后抗凝剂须与血液充分颠倒混匀。

抗凝剂选择与检验项目有关,EDTA能良好的保存细胞完整性,防止血小板聚集,适用于血涂片染色,但干扰凝血实验。枸橼酸盐抗凝剂适用于凝血实验。SPS适用于血培养,能抑制免疫系统某些补体破坏血源性细菌的作用,并能中和抗体。肝素最适用于血浆化学成分测定和血气分析。草酸钾和氟化钠或碘乙酸组合适用于血糖测定项目。

2.促凝剂

促凝剂能促进血液凝固。通常情况,血清管中血液凝固的时间需要60分钟,当添加促凝剂后可缩短至30分钟。凝血酶能直接缩短凝固时间,适用于急诊血清化学分析。玻璃或硅化物能提供更多的血小板活化接触表面。促凝剂常黏附在试管一侧,所以采集的标本应颠倒混匀5次,使血液与促凝剂充分接触。

3.聚合凝胶

也称为触变胶,是一种合成物质,其密度介于细胞和血清或血浆之间。当标本离心后,胶体能起到分隔下层细胞和上层血清或血浆的作用。如用于测定血钾的淡绿色盖试管,胶体能防止血浆被红细胞中钾污染,从而使血钾测定结果更可靠。

**(二)静脉采血**

静脉采血是最常用的采血技术,在静脉采血步骤中最重要的是患者身份的识别。需核对患者身份和申请单(门诊)信息或病历号(住院)信息一致性。大多数患者采用负压法采血,少数血管脆性差的患者可采用针筒法采血。静脉采血有针筒采血法和负压采血法。以针筒采血法为例进行介绍。

1.操作步骤

(1)采血人员准备:仔细阅读患者申请单,决定采血量,每个试验所需的试管,并按一定顺序排列。

(2)患者准备:要求患者坐在采血台前。将前臂放在检验台上,掌心向上,并在肘下放一枕垫。卧床患者,要求前臂伸展,暴露穿刺部位。常用的采血位置是肘前弯曲处静脉。

(3)采血人员手消毒,并戴上手套。

(4)使用压脉带:在采血部位上端(通常离采血部位7.5～10 cm处),将压脉带绕手臂一圈,用右手握住末端,用左手握住另一端形成一个十字。要求患者握紧和放松拳头几次,使静脉隆起。压脉带应能减缓远端静脉血液回流,但又不能紧到压迫动脉血流。

(5)确定穿刺部位:采用左手示指,触摸进针部位的静脉。

（6）检查器材：打开一次性注射器包装，左手持针头下座，右手持针筒，将针头和针筒紧密连接，并使针头斜面对准针筒刻度，抽拉针栓检查有无阻塞和漏气。最后排尽注射器中的空气，备用。使用前，保持针头无菌状态。

（7）消毒皮肤：按从内向外、顺时针方向的顺序，用浸过碘酊或（碘酒＋乙醇）的棉签消毒皮肤，待干。

（8）重新使用压脉带：为了防止血液浓缩或溶血，在消毒皮肤前可取下压脉带，此时，需重新再次扎上压脉带。如果操作熟练，即静脉定位、消毒、待干、检查器材和进针的总计时间不超过 30～60 秒，可省略重新使用压脉带的步骤。

（9）实施进针：取下针头无菌帽，以左手拇指固定静脉穿刺部位下端，右手持注射器，示指固定针头下座。保持针头斜面和针筒刻度向上，沿静脉走向使针头与皮肤成 30°斜行快速刺入皮肤，然后成 0°向前穿破静脉壁进入静脉腔。确认穿刺入静脉中心的位置，并沿着静脉走向将针头推入 10～15 mm。

（10）放松压脉带：用左手缓缓向后拉注射器针栓，见少量回血后，松开压脉带。然后，向后拉针栓达到需要的血液量。

（11）防止血肿：用干脱脂棉压住进针部位，迅速向后拔出针头。要求患者紧按住干脱脂棉 3 分钟，并保持手臂自然伸展状态。不能弯曲手臂，以免形成血肿。

（12）移入试管：从注射器上取下针头。将血液沿试管壁缓缓注入，到达标记处。含抗凝剂试管，应按各具体要求，迅速轻轻颠倒混匀数次，防止溶血和泡沫产生，切忌振荡试管。

（13）针头处理：将一次性针头和针筒放入锐器盒中。

（14）标记试管：在试管上贴上标签，注明患者姓名、采集日期、门诊或住院号。

（15）关心患者：检查穿刺部位出血是否停止，并为患者贴上创可贴。

（16）运送标本：在规定时间内，将标本送达实验室。

2.注意事项

（1）患者准备。心理准备：采血前应向患者耐心解释，以消除不必要的疑虑和恐惧心理。意外处理预案：如遇个别患者进针时或采血后发生眩晕，应立即拔出针头让其平卧休息片刻，即可恢复。必要时可给患者嗅吸芳香酊、针刺（或拇指压掐）人中和合谷等穴位。若因低血糖诱发眩晕，可立即静脉注射葡萄糖或嘱患者服糖水即可。如有其他情况，应立即找医师共同处理。

（2）确定静脉：如果肥胖患者的静脉暴露不明显，可以左手示指经碘酊、乙醇消毒后,在采血部位触摸,发现静脉走向后凭手感的方向与深度试探性穿刺。

(3)器材准备:静脉采血前要仔细检查针头是否安装牢固,针筒内是否有空气和水分。所用针头应锐利、光滑、通气,针筒不漏气。抽血时针栓只能向外抽,不能向静脉内推,以免形成空气栓塞,造成严重后果。

(4)压脉带压迫时间:采血时压脉带压迫时间不能过长,要求不超过1分钟,绑扎不能过紧,以避免淤血和血液浓缩,影响部分检验结果,如造成血红蛋白和血细胞比容增高。

(5)掌握进针手感:不能从静脉侧面进针。针头进入静脉感觉是:皮肤有一定阻力,而静脉壁阻力较小,更富弹性。

(6)防止凝块和溶血:血液加入抗凝试管中应与抗凝剂充分混匀以达到抗凝目的;无需抗凝时则将血液直接注入试管中。防止血液标本溶血,因为溶血后标本不仅红细胞和血细胞比容减低,还会使血清(浆)化学成分发生变化。

(7)及时送检:血液标本采集后应立即送检,检验室接到标本后应尽快检查。抗凝静脉血可稳定8~12小时,如不能及时测定,应将其置于较稳定的环境中。测定前,若标本从冰箱内取出,需恢复至室温状态,混匀后再测定。用于生物化学检查的标本若不能及时检查,应将血清或血浆与细胞分离,进行适当的处理。

(8)保证生物安全:整个采血过程保证生物安全。一次性器材只能使用一次,不能再次使用。

(9)负压采血法:在抽血过程中,若使用一次性负压采血装置,当针头进入血管后会见少量回血,将负压采血管插入采血针中,因试管内负压作用,血液自动流入试管,到达采血量刻度后拔出试管即可。

### (三)皮肤采血

皮肤采血法是常用的采血法之一,适用于静脉采血不可能或不建议的情况,也可用于出血时间测定、快速血糖测定或代替动脉血气的标本采集。

1.操作

(1)检查器材:仔细阅读患者申请单,决定采血量,准备每个试验所需的试管。取微量吸管和乳胶吸头相连,检查连接处是否漏气,或取一次性微量吸管备用。

(2)确定部位:婴幼儿选择足跟采血,其他患者选择中指、环指或耳垂。

(3)按摩充血:轻轻按摩皮肤或用热毛巾温暖皮肤,使局部组织自然充血。

(4)消毒皮肤:用75%乙醇脱脂棉球或碘酊脱脂棉球擦拭采血部位皮肤,待干。

（5）穿刺进针：用左手拇指和示指固定采血部位使其皮肤和皮下组织绷紧，右手持一次性消毒采血针自指尖腹内侧迅速刺入，深度 2～3 mm，立即出针。

（6）拭去血滴：待血液自然流出或稍加压力流出后，用干脱脂棉擦去第 1 滴血。

（7）吸取血量：血液自然流出时，用微量吸管吸血至 10 μL 刻度，然后用干脱脂棉压住伤口止血。如血流不畅，可以用左手自采血部位远端向指尖稍施压使血液流出。

（8）止血压迫：采血完成后，用干脱脂棉压住采血部位止血，若有可能，贴上创可贴。

（9）血液稀释：用干脱脂棉擦净微量吸管外部后，将吸管伸入装有稀释溶液的试管底部，慢慢排出吸管内的血液，并用上清液冲洗管内余血 3 次，最后将试管内的液体混匀。

2.注意事项

（1）采血准备。患者准备：在采集标本前，应使患者尽量保持平静，减少运动。住院患者应尽量在早晨卧床时采血。尽量避免药物及饮食对检验结果的影响。采血顺序：在进行多项检查时，采集血液标本的顺序是血小板计数、红细胞计数、血红蛋白测定和白细胞计数与分类。采血部位：所选择采血部位的皮肤应完整，无烧伤、冻疮、发绀、水肿或炎症等。除特殊情况外，不要在耳垂、示指、拇指采血。半岁以下婴幼儿因手指小，可自拇指、脚趾或足跟内、外侧缘采血；严重烧伤者可选皮肤完整处采血。

（2）消毒要求：皮肤消毒后，应待乙醇或碘酊挥发后采血，否则流出的血液不易成滴。

（3）生物安全：因试验具有创伤性，必须严格按无菌技术操作，防止采血部位感染，做到一人一针一管，避免交叉感染，最好用一次性采血针。

（4）进针技术：进出针速度要迅速，伤口要有足够深度。

（5）标本质量：因第 1 滴血混有组织液，应擦去。如血流不畅切勿用力挤压，以免造成组织液混入，影响结果的准确性。如采血用于自动血液分析仪，最好以优质无菌纸巾擦血，以免棉纤维混入，造成仪器堵孔。

（6）器材校准：微量吸管应定期进行校准，容量误差≤1%。血液充入管内的速度不宜过快，避免出现气泡，血液弯月面达到刻度线处即可。

（7）检测时间：标本采集后应及时测定，最好在 2 小时内完成，不宜在冰箱内存放。

### 二、血涂片制备

血涂片制备是显微镜血细胞形态观察的前提。

#### (一)操作

**1.血标本**

(1)静脉采血标本:用 EDTA-K$_2$ 抗凝 1~2 小时内的标本,使用玻璃棒、毛细管、注射针头等在距载玻片一端 1 cm 处加 1 滴抗凝血,直径约 4 mm。

(2)皮肤采血标本:选择中指、环指,并先采红细胞、白细胞计数,再采血 1 滴置清洁玻片上用于血涂片制备。

**2.推片**

左手平执载玻片,或放在类似桌子等平坦地方,右手持推片从后方移动接近血滴,使推片与载玻片呈 30°~45°,用均匀速度向前将血液推成厚薄适宜的血涂片,血涂片应呈舌状,头、体、尾三部分,且清晰可见。所有血液必须在推片到达末端前用完。贫血患者推片速度要快。

**3.干燥涂片**

(1)空气干燥:将推好的血涂片在空气中晃动,使其迅速干燥。

(2)加热干燥:握住涂片,在距离酒精灯或 Bunsen 灯火焰上方 50 mm 处晃动,但不能直接对着火焰。

**4.标记信息**

在载玻片的一端用记号笔编号,注明患者姓名或门诊/住院号。

#### (二)注意事项

**1.采血**

(1)不能采集示指或拇指血液、感染部位血液和耳垂部位血液。

(2)不能使用肝素抗凝标本。

**2.玻片**

必须清洁、干燥、无尘。新玻片应在清洁液中浸泡过夜,然后用水冲洗,最后用蒸馏水冲洗。已用过玻片应在 60 ℃清洁液中加热 20 分钟,然后用水冲洗,最后用蒸馏水冲洗。边缘破碎、表面有划痕的玻片不能再用。使用玻片时,只能手持玻片边缘,切勿触及玻片表面,以保持玻片清洁、干燥、中性和无油腻。

**3.推片**

许多因素可影响血涂片的厚度,针对不同患者应有的放矢,对血细胞比容高、血黏度高的患者应采用小血滴、小角度和慢推,而贫血患者则应采用大血滴、大角度和快推。

4.固定

血涂片干透后方可固定染色,否则细胞尚未牢固地吸附在玻片上,在染色过程中容易脱落。

## 三、血涂片染色

### (一)瑞氏染色法

1.原理

瑞氏染色液由酸性染料伊红和碱性染料亚甲蓝溶解于甲醇而成。不同的细胞因所含化学成分不同,对各种染料的亲和力也不同。其中,碱性(阳离子)染料能与细胞内酸性物质,如核酸(DNA 和 RNA)、核蛋白、嗜碱性颗粒、中性颗粒等阴离子结合染成蓝灰色。酸性(阴离子)染料能与细胞内碱性物质,如血红蛋白、嗜酸性颗粒等阳离子结合染成橘红色。

2.试剂

(1)瑞氏染液:含瑞氏染料 1.0 g、纯甲醇(AR 级以上)600 mL、甘油 15 mL。将全部染料放入清洁干燥的乳钵中,先加少量甲醇慢慢地研磨(至少 30 分钟),以使染料充分溶解,再加一些甲醇混匀,然后将溶解的部分倒入洁净的棕色瓶内,乳钵内剩余的未溶解的染料,再加入少许甲醇细研,如此多次研磨,直至染料全部溶解,甲醇用完为止。再加 15 mL 甘油密闭保存。

(2)磷酸盐缓冲液(pH 6.4~6.8):含磷酸二氢钾($KH_2PO_4$)0.3 g、磷酸氢二钠($Na_2HPO_4$)0.2 g、蒸馏水加至 1000 mL。配好后用磷酸盐溶液校正 pH,塞紧瓶口贮存。如无缓冲液可用新鲜蒸馏水代替。

3.操作

(1)画线:待血涂片干透后,用蜡笔在两端画线,以防染色时染液外溢。

(2)加染色:将玻片平置于染色架上,滴加染液(Ⅰ液)3~5 滴,使其迅速盖满血涂片。

(3)加缓冲液:0.5~1 分钟后,滴加等量或稍多的缓冲液(Ⅱ液),轻轻摇动玻片或用吸球对准血涂片吹气,使染液充分混合。

(4)冲洗玻片:5~10 分钟后用流水冲去染液,待干。

### (二)瑞-吉染色法

1.原理

瑞-吉染色法与瑞氏染色法基本相同。吉姆萨染色法提高了噻嗪染料的质量,加强了天青的作用,对细胞核和寄生虫着色较好,结构显示清晰,而胞质和中性颗粒则着色较差。

2.试剂

(1)Ⅰ液:含瑞氏染料 1 g、吉姆萨染料 0.3 g、甲醇 500 mL、中性甘油 10 mL。将瑞氏染料和吉姆萨染料置洁净研钵中,加少量甲醇,研磨片刻,再吸出上液。如此连续几次,共用甲醇 500 mL。收集于棕色玻璃瓶中,每天早、晚各摇 3 分钟,共 5 天,以后存放 1 周即能使用。

(2)Ⅱ液:即磷酸盐缓冲液(pH 6.4～6.8)。包含无水磷酸二氢钾 6.64 g、无水磷酸氢二钠 2.56 g,加少量蒸馏水溶解,用磷酸盐调整 pH,加水至 1000 mL。

3.操作

操作步骤同瑞氏染色法,只是染色时用瑞-吉复合染液Ⅰ液和Ⅱ液替代瑞氏染液和磷酸盐缓冲液。

(三)方法学评价

1.干扰因素

(1)标本部位。不能采用的标本:①示指或拇指血液;②感染部位血液,如甲沟炎;③耳垂部位血液,含单核细胞太多。不能使用肝素抗凝标本。

(2)玻片质量:要制备良好的血细胞涂片,玻片必须清洁、干燥、无尘。新玻片应在清洁液中浸泡过夜或已用过的玻片应在 60 ℃清洁液中加热 20 分钟,然后用水冲洗,最后用蒸馏水冲洗。边缘破碎、表面有划痕的玻片不能再用。使用玻片时,只能手持玻片边缘,切勿触及玻片表面,以保持玻片清洁、干燥、中性和无油腻。

(3)涂片质量。①干燥性:干透后方可固定染色,否则细胞尚未牢固地吸附在玻片上,在染色过程中容易脱落。②血膜分布:低倍镜下观察血涂片应厚薄适宜,细胞不重叠,头尾及两侧有一定空隙,一些体积大的特殊细胞常在血涂片尾部出现。如有可能,干燥后血涂片先用中性树胶封片后再观察,不仅能长期保存血涂片,而且观察效果更佳。

(4)染液质量:新鲜配制的染液偏碱,染色效果较差,经在室温下贮存一定时间,亚甲蓝逐渐转变为天青 B 后方可使用,这一过程称染料成熟。放置时间越久,天青越多,染色效果越好,但必须盖严瓶口,以免甲醇挥发或氧化成甲酸。甲醇必须用 AR(无丙酮)。染液中也可加中性甘油 3 mL,防止甲醇挥发,使细胞染色较清晰。

(5)操作规范:应规范操作,操作不当会影响血片质量。

2.质量保证

(1)涂片制作质量不佳:①不规则间断和尾部太长,因推片污染、推片速度不连续、载玻片太脏造成。②有空洞,因载玻片污染脂肪、油脂造成。③白细胞和血小板尾部分布不规则,因制片技术差造成。④涂片太长或太短,因推片角度不佳造成。⑤涂片没有尾部,因血滴太大造成。⑥涂片很短:因血滴太小造成。⑦涂片没有边缘空隙,因推片太宽造成。⑧有细胞退变现象,因固定延迟、固定时间太短、甲醇污染造成。

(2)涂片厚度影响因素:①血滴大、血黏度高、推片角度大、推片速度快则血涂片厚,反之则血涂片薄。②对血细胞比容高、血黏度高患者应采用小血滴、小角度、慢推,而贫血患者则应采用大血滴、大角度、快推。③推片时如用力过猛,白细胞容易破损。

(3)染色色泽质量不佳:①太蓝,因涂片太厚、冲洗时间太短、中性水 pH 太高、染色时间太长、稀释染液重复使用、贮存染液暴露于阳光造成。②太红,因冲洗时间太长、中性水 pH 太低、贮存染液质量不佳、涂片干燥前加封片造成。③太淡,因染色时间太短、冲洗时间太长造成。④染料沉积,因染料沉淀、染液未过滤、涂片太脏造成。⑤蓝色背景,因固定不当、涂片未固定贮存过久、使用肝素抗凝剂造成。

加染液应适量,过少则易蒸发沉淀,一旦染料沉积在血涂片上,则不易冲洗,使细胞深染不易检查。冲洗时不能先倒掉染液,应以流水冲洗,以防染料沉着在血涂片上。冲洗时间不能过久,以防脱色。冲洗完的血涂片应立放于支架上,防止剩余水分浸泡脱色。

(4)染色时长:染色需要时间的长短与染液浓度、室温及细胞量有关。染液淡、室温低、细胞多则染色时间长;反之,可减少染色时间。必要时可增加染液量或延长时间。冲洗前,应先在低倍镜下观察有核细胞是否染色清楚,核质是否分明。每批染色液和缓冲液均需试染,以便掌握染色时间和加缓冲液比例。血细胞中各种有机物质,特别是蛋白质,对染色环境中氢离子浓度十分敏感。染色环境偏酸,增强伊红着色,红细胞、嗜酸性粒细胞染色偏红,核呈淡蓝色或不着色;染色环境偏碱,增强天青着色,所有细胞呈灰蓝色,颗粒呈深暗;嗜酸性颗粒呈暗褐色,甚至棕黑色;中性颗粒偏粗呈紫黑色,故应使用新鲜配制的中性水。如血涂片上有染料颗粒沉积,可用甲醇冲洗 2 次,并立即用水冲掉甲醇,待干后复染。染色太蓝,在含 1% 硼酸 95% 乙醇溶液冲洗 2 次,用中性水冲洗,待干镜检。染色过淡,可以复染。复染时应先加缓冲液,创造良好染色环境后加染液,或加液与缓冲液混合液,不可先加染液。

# 第二节　红细胞检验

## 一、血红蛋白测定

### (一)氰化高铁血红蛋白(hemiglobincyanide,HiCN)法

**1.原理**

在 HiCN 转化液中,红细胞被溶血剂破坏,各种血红蛋白(SHb 除外)中亚铁离子($Fe^{2+}$)被高铁氰化钾氧化成高铁离子($Fe^{3+}$),形成高铁血红蛋白(Hi)。Hi 与氰化钾(calcium cyanide,KCN)提供的氰根离子($CN^-$)结合,生成稳定的复合物氰化高铁血红蛋白,棕红色的 HiCN 在波长 540 nm 处有吸收峰,用分光光度计测定该处的吸光度,再换算成每升血液中的血红蛋白浓度,或用 HiCN 参考液进行比色法测定制作标准曲线供查阅。

**2.器材和试剂**

(1)HiCN 试剂:氰化钾(KCN)0.050 g,高铁氰化钾$[K_3Fe(CN)_6]$0.200 g,无水磷酸二氢钾($KH_2PO_4$)0.140 g,Triton X-100 1.0 mL,蒸馏水加至 1000 mL,纠正 pH 至 7.0～7.4。

(2)标准 HiCN 参考液:浓度 200 g/L。

(3)分光光度计:带宽应小于 1 nm,比色杯光径 1.000 cm,允许误差为 0.5%,测定温度为 20～25 ℃。

(4)其他:微量吸管和移液管等。

**3.操作**

(1)加转化液:将 5 mL HiCN 转化液加入试管内。

(2)混合液体:取全血 20 μL 加到试管底部,用上清液反复冲洗吸管 3 次,血液与转化液充分混匀,静置 5 分钟。

(3)测定混合液:用符合 WHO 标准的分光光度计在波长 540 nm 处,光径为 1.000 cm 时,以 HiCN 转化液或蒸馏水调零,测定标本的吸光度(A)。

(4)换算结果:可选择以下任何一种方法。

使用计算公式:

$$Hb = A \times \frac{64\ 458}{44\ 000} \times 251 = A \times 367.7$$

式中,A 为 540 nm 处测定的标本吸光度;64 458 为血红蛋白平均分子量;44 000 为血红蛋白毫摩尔吸光系数,251 为稀释倍数。

查对标准曲线:或将 HiCN 参考液倍比稀释为 50 g/L、100 g/L、150 g/L 和 200 g/L 四种血红蛋白浓度,在所用的分光光度计上 540 nm 分别测定各稀释度的吸光度,然后以参考液 Hb(g/L)为横坐标,吸光度测定值为纵坐标,在坐标纸上绘出标准曲线,通过标准曲线查出待测标本的血红蛋白浓度。

4.方法学评价

(1)干扰因素。①HiCN 转化液:是一种低离子强度而 pH 又近中性的溶液。引起测定值假性增高的原因有:转化液 HiCN 的稀释倍数不准确;红细胞溶解不当;血浆中脂质或蛋白量增加;白细胞计数 $> 20 \times 10^9$/L;血小板计数 $> 700 \times 10^9$/L。若因球蛋白异常增高引起的混浊,可向转化液中加少许固体氯化钠(约 0.25 g)或碳酸钾(约 0.1 g),混匀后可使溶液澄清。②标准曲线:应定期检查并与所用的分光光度计相配。理论上,吸光度与血红蛋白浓度呈线性关系,故 HiCN 标准曲线应为坐标原点出发的一条直线。③加液量:必须准确。标准微量吸管必须经过水银称量法校正。④转化时间:HbCO 转化为 HiCN 的速度缓慢,有时可长达数小时,如延长转化时间或加大试剂中 $K_3Fe(CN)_6$ 的用量,可望得到满意结果。

(2)质量保证

分光光度计校正。①波长:将 100~150 g/L 的 HiCN 参考液放在待检分光光度计中,从 500~600 nm 分几个波段测定 HiCN 的吸光度。如所测最大吸收峰在 540 nm,表示分光光度计波长准确,在实际工作中,对波长偏差不大的分光光度计,可把吸收峰波长当作 540 nm 进行测定。②杂光:HiCN 吸收光谱峰值在 540 nm,峰谷在 504 nm。杂光的增加使 HiCN 在吸收峰吸光度下降,而对峰谷处吸光度影像不大,设 q 值为反映杂光水平的参数,$q = A_{540\ nm}/A_{504\ nm}$,合格的分光光度计 q 值应为 1.59~1.63,杂光可使 HiCN 吸收光谱的 q 值减低。③比色杯:用 HiCN 试剂作空白,波长 710~800 nm 处,比色杯光径 1.000 cm 时,吸光度应小于 0.002。④灵敏度和线性:用 HiCN 参考液倍比稀释(应包括高、低浓度)后,在所用的分光光度计上相当于 540 nm 处分别测定各稀释度的吸光度,以参考液血红蛋白含量为横坐标,吸光度为纵坐标,绘制曲线。观察各点连线是否为直线,如有个别点不在直线上,将直线外点的实测吸光度与直线上理论吸光度比较,如两者之差在 5% 以内,则可认为仪器符合线性的要求,直线的最低点即为该仪器 HiCN 法的灵敏度,最低与最高点间的范围即为仪器 HiCN 法的测定线性范围。

HiCN 转化液质量:应以蒸馏水配制,pH 稳定在 7.0~7.4。配好的试剂用滤纸过滤后为淡黄色透明溶液,用蒸馏水调零,比色杯光径 1.000 cm,波长 540 nm 处的吸光度应小于 0.001。试剂应贮存在棕色有塞玻璃瓶中,不能分装于多个试管中且长时间敞开管口又不避光,也不能贮存在塑料瓶中,因 $CN^-$ 会丢失,导致测定结果偏低,试剂置 4 ℃冰箱内保存一般可用数月,如变绿、混浊则不能使用,注意不能在 0 ℃以下保存,因为结冰可引起高铁氰化钾还原,使转化液褪色失效。

HiCN 转化液安全性:HiCN 转化液中氰化钾是剧毒品,配制转化液时要按剧毒品管理程序操作。配制好的 HiCN 转化液中因氯化钾含量低,又有高铁氰化钾存在,毒性不是很大。若进入体内,高铁氰化钾氧化血红蛋白,生成高铁血红蛋白,后者结合 $CN^-$,起到一定的解毒作用,但仍应妥善保管。测定后的废液不能与酸性溶液混合,因为氰化钾遇酸可产生剧毒的氢氰酸气体,为防止氰化钾污染环境,比色测定后的废液集中于广口瓶中,按每升 HiCN 废液加次氯酸钠溶液(安替福民)40 mL,充分混匀,敞开容器,置室温 3 小时以上。待 $CN^-$ 氧化成 $CO_2$ 和 $N_2$ 挥发后再排入下水道。

### (二)十二烷基硫酸钠血红蛋白法

1.原理

十二烷基硫酸钠(sodium lauryl sulfate,SLS)作为一种阴离子表面活性剂,具有轻度氧化作用,血液中除 SHb 以外的所有血红蛋白均可低浓度 SLS 作用,亚铁血红蛋白被氧化成稳定的棕红色高铁血红蛋白样复合物(SLS-Hb),通过绘制标准曲线,间接计算血红蛋白浓度。

2.器材和试剂

(1)60 g/L 十二烷基硫酸钠磷酸盐缓冲液:称取 60 g 十二烷基硫酸钠溶解于 33.3 mmol/L 磷酸盐缓冲液(pH 7.2)中,加 TritonX-100 70 mL 于溶液中混匀,再加磷酸盐缓冲液至 1000 mL,混匀。

(2)SLS 应用液:用蒸馏水将原液稀释 100 倍。

(3)器材:分光光度计、微量吸管、移液管等。

3.操作

(1)制备标准曲线:取 4 份不同浓度抗凝血分别用 HiCN 法及本法测定每份

血液的血红蛋白浓度和吸光度,然后以 HiCN 法测得的血红蛋白浓度为横坐标,SLS 法测得的吸光度为纵坐标,绘制标准曲线。

(2)测定标本:取 SLS 应用液 5 mL 置于试管中,加入全血 20 μL,充分混匀,5 分钟后置 540 nm 下以应用液调零,测定其吸光度,查标准曲线。

4.方法学评价

(1)干扰因素:SLS 液可破坏白细胞,因此对某些血液分析仪不宜使用。

(2)质量保证:本法试剂不含氰化钾,反应产物也不污染环境,是较好的替代方法。但因 SLS-Hb 的毫摩尔消光系数尚未确认,故不能根据标本吸光度直接计算结果,需用 HiCN 法及本法分别测定多份不同浓度抗凝血或溶血的血红蛋白浓度和吸光度,通过绘制标准曲线,结果溯源到 HiCN 值。

### (三)血红蛋白测定参考方法

血红蛋白测定参考方法见于国际血液学标准委员会 1996 年发布的文件。

1.血液标本

推荐采用静脉血和毛细血管血。静脉血使用 EDTA 盐或肝素盐抗凝,标本应充分颠倒混匀 12 次以上。脂血、高白细胞计数($>20\times10^9$/L)和高血小板计数($>700\times10^9$/L)引起的混浊会干扰 HiCN 法结果。

2.HiCN 试剂

应含有 $K_3Fe(CN)_6$ 200 mg、KCN 50 mg、$KH_2PO_4$ 140 mg、非离子表面活性剂 0.5~1.0 mL,去离子水或蒸馏水加至 1000 mL,呈透明淡黄色溶液,pH 7.0~7.4,渗透压 6~7 mOsm/kg,480 nm 以上的吸光度应为零。

3.HiCN 试剂过滤

在 540 nm 下因 HiCN 试剂吸光度每增加 0.001 会使 Hb 浓度假性增高 0.370 g/L,故 HiCN 试剂必须用直径 25 mm、低结合力、低释放、孔径 0.20~0.25 μm 的滤膜过滤,过滤后 HiCN 试剂在 750、540 和 504 nm 吸光度应为 $A_{750}$ 值≤0.003,$1.59{\leqslant}A_{540}/A_{504}{\leqslant}1.63$。

4.标本稀释倍数

推荐标本的稀释倍数在 200~250 倍之间,吸光度约为 0.400。稀释方法为:①100 μL 充分混匀血液用 25.0 mL HiCN 试剂稀释,采用 A 级容量瓶;②40 μL 充分混匀血液用 10.0 mL HiCN 试剂稀释。稀释后充分混匀 5 次,静置 3~5 分钟使血红蛋白转化为 HiCN。要求同一标本吸光度 CV≤0.5%。

5.测定方法

采用经校准的分光光度计和匹配的 1.000 cm 比色杯进行测定,在 540 nm

处读取吸光度值,以 HiCN 试剂或水作空白。要求分光光度计光谱狭缝宽度 ≤6 nm,使用汞、氢、氖发射光谱或氧化钬溶液校准分光光度计波长刻度,使用有证玻璃滤光片(如 SRM930)校准分光光度计吸光度刻度,使用亚硝酸钠、碘化钾或特殊玻璃滤光片验证杂光。

**(四)参考值**

男:131~172 g/L。女:113~151 g/L。新生儿:180~190 g/L。婴儿:110~120 g/L。儿童:120~140 g/L。老年男性:94~122 g/L。老年女性:87~112 g/L。

**(五)临床意义**

1.生理性

增高见于新生儿、高原地区居住者。减低见于婴儿、老人和妊娠中晚期女性等。

2.病理性

增高见于真性红细胞增多症、代偿性红细胞增多症如先天性心脏病和慢性肺病等。减低见于各种贫血、白血病、产后、手术后和大量失血等。

## 二、红细胞计数

**(一)红细胞常规计数法**

1.原理

采用等渗稀释液将血液标本稀释一定倍数,滴入血细胞计数室中,显微镜下计数一定区域内红细胞数,经换算得出每升血液中红细胞计数(red blood cell count,RBC)数量。

2.器材和试剂

(1)红细胞稀释液:枸橼酸钠 1.0 g,36%甲醛液 1.0 mL,氯化钠 0.6 g,加蒸馏水至 100 mL,混匀、过滤两次后备用。

(2)器材:显微镜、改良 Neubauer 计数板和盖玻片、微量吸管等。

3.操作

(1)加稀释液:取小试管 1 支,加入红细胞稀释液 2.0 mL。

(2)加标本血:用清洁干燥微量吸管采集末梢血或抗凝血 10 μL,擦去管外余血,轻轻加至红细胞稀释液底部,再轻吸上层清液冲洗吸管 2~3 次,以洗净管腔内的残留血液,立即混匀。

(3)混匀混合液:充分混匀后用干净微量吸管或玻璃棒将红细胞悬液充入计数池,室温下平放 2~3 分钟,待细胞下沉后于显微镜下计数。

（4）镜下计数：用高倍镜依次计数中央大方格内四角和正中 5 个中方格内的红细胞。

**4.方法学评价**

（1）干扰因素。①器材质量：均须清洁干燥。盖玻片、计数板、微量吸管应符合质量要求。②稀释液质量：应等渗、新鲜、无杂质。稀释液要过滤，以免杂质、微粒被误认为细胞。如无上述稀释液时，也可用新鲜配制的等渗盐水代替。③采血过程：不能过分挤压采血部位，针刺深部必须适当，采血应顺利、准确，采血部位不得有水肿、发绀、冻疮、炎症等，采血速度不应过慢，否则容易造成血内有凝块，导致细胞减少或计数分布不匀。如出现凝块，则应重新采血，并应充分混匀血液和抗凝剂，且在充池前再次混匀。④充液过程：将细胞悬液注入改良 Neubauer 计数板的过程称为充池。充池前应将细胞悬液充分混匀，但要防止因剧烈振荡而破坏红细胞，将细胞悬液充入计数池时要一次完成，不能产生满溢、气泡或充池不足的现象。⑤稀释倍数：红细胞数量明显增高时可适当加大稀释倍数，反之，则应适当减少稀释倍数，稀释倍数可通过改变稀释液加样量和（或）血液加样量进行适度调节。

（2）质量保证。①造成稀释倍数不准确的原因：稀释液和（或）血液加样量不准确；吸血时吸管内有气泡；未擦去吸管外余血；血液加入稀释液后，吸管带出部分稀释血液；稀释液放置时间过长，蒸发浓缩。②被检者采血姿势：应从直立位换成坐位 15 分钟后才采血。坐位采血较仰卧位 15 分钟后采血的红细胞计数值高 5%～10%，剧烈运动后迅速采血可使红细胞计数增加约 10%，静脉压迫时间超过 2 分钟会使红细胞计数平均增高 10%。③计数原则：大小方格内压线细胞的计数遵循数上不数下、数左不数右的原则，避免多数或漏数。④细胞分布：红细胞在计数池中若分布不均，要重新充池计数。在参考值数值内，2 次红细胞计数相差不得超过 5%。⑤计数范围：血细胞在充入计数室呈随机分布或称 Poisson 分布，造成分布误差或计数域误差。⑥白细胞数量：经红细胞稀释液处理后，白细胞和红细胞同时存在，通常红细胞计数时已包含白细胞。在一般情况下，外周血中白细胞仅为红细胞的 1/500～1/1000，白细胞数量在正常范围时，对红细胞的影响可忽略不计，但如白细胞过高，则应对计数结果进行校正：实际 RBC＝所得 RBC-WBC，如红细胞为 $3.5×10^{12}$/L，白细胞为 $100×10^9$/L 时，患者实际红细胞数应为 $3.4×10^{12}$/L；在高倍镜下计数时，不计数白细胞。白细胞体积比正常红细胞大，中央无凹陷，无草黄色折光，可隐约见到细胞核，但在外周血中出现有核红细胞时，则难以区别。⑦计数板质量：改良 Neubauer 计数板在启用前后每隔 1 年都要鉴定 1 次,以防不合格或磨损而影响计数结果的准确性。鉴定内容:①盖玻片检查,包括厚度和平整度,厚度检查使用千分尺对盖玻片的厚度进行多点测定,最少测 9 个区,每区测 2 点,要求区域间厚度差小于 2 μm,平整度检查使用平面平晶仪检测盖玻片两表面的干涉条纹,其条纹细密均匀或微量弯曲即为符合要求;②计数池深度,将微米级千分尺尾部垂直架在计数板两堤上,移动尾部微米级千分尺,多点测量计数池的高度误差应在 ±2％ 以内。

### (二)红细胞计数参考方法

红细胞计数测定参考方法见于国际血液学标准委员会 1994 年发布的文件。

1.一般技术要求

(1)血标本要求:①用符合要求的塑料注射器或真空采血系统采集新鲜静脉血标本,标本中不得有肉眼可见的溶血或小凝块;②标本的收集要求使用 EDTA-K$_2$ 作为抗凝剂,抗凝剂的浓度为 $3.7 \sim 5.4$ μmol/L 血,盛有标本的试管应有足够的剩余空间以便于血标本的混匀操作;③标本应置于 $18 \sim 22$ ℃ 的温度条件下直至检测;④标本采集到标本检测的时间间隔应不超过 4 小时;⑤检测前应轻轻地颠倒盛有标本的试管,以便将标本充分混匀。

(2)加样器要求:使用经过校准的移液器,不准确度应 ≤±0.5％,其不准确度应溯源至一级计量标准。

(3)容量瓶要求:使用硅硼酸玻璃制成的一级容量瓶。每个容量瓶应有经国家标准计量机构检定的标示体积,其不准确度为 ±1％。

(4)计数杯要求:①计数杯的体积应有 10 mL;②计数杯应有足够的高度以保证在计数前电子细胞计数仪小孔管的小孔约在液体高度一半的位置,完成计数后在小孔上方至少有 1 cm 的液体高度;③使用前要保持计数杯的清洁,无化学污染物和颗粒物;④须确认是否因细胞黏附于计数杯上而导致计数值的持续下降。从每批计数杯中抽查检测。在计数杯内加入稀释标本,放置不同的时间进行检测,以确认计数杯是否合格,计数前样品杯内的稀释液必须充分混匀。

(5)仪器性能要求:①电子细胞计数仪的设计要达到每个细胞只能计数一次的要求。细胞通过计数敏感区时颗粒回流的可能性要很小,由此产生的脉冲应低于相应的低阈值;②电子仪器装置应有能力通过脉冲高度来区分检测的细胞、其他细胞和电噪声,且能保证检测误差足够小;③仪器小孔的直径为 $80 \sim 100$ μm,小孔长度为直径的 $70％ \sim 100％$;④计数过程中吸入的标本体积的准确度要求在 1％ 以内,准确度应溯源至国家或国际计量标准;⑤通过水银柱或其他适当物质的移动吸入标本,吸入标本的体积受温度影响的程度应小于 0.1％/℃;⑥为了避免人为因素的影响,设定阈值时要求保证信噪比在 100：1 以上。

(6)试剂要求:①稀释液应为无菌、无毒,适用于检测系统的缓冲盐溶液,要求标示稀释液的渗透压的大小在(280±15) mOsm 范围内,在设定的阈值条件下稀释液的空白计数应小于 $1×10^5$/L;②溶血剂,在全血标本中计数白细胞时,红细胞须首先被溶解。溶血剂的作用不能影响白细胞计数,同时红细胞的碎片应被减至不被当作白细胞计入;③冲洗液:由稀释液经真空脱气或加热至 90 ℃以去除气体。

2.计数方法

(1)冲洗:计数前用冲洗液冲洗仪器。

(2)重叠计数校正的稀释要求:计数的每一份标本都要进行重叠校正。进行重叠校正的标本稀释方法和检测次数:制备 2 份稀释原液(每份 0.1 mL 血＋20 mL 稀释液)。取 0.02 mL、0.04 mL、0.06 mL 和 0.08 mL 稀释原液分别加入 20 mL 稀释液中以制备两套 4 个浓度的刺激稀释标本,浓度最高的次级稀释标本为(0.08 mL＋20 mL),稀释倍数为 1/50 451。每份次级稀释标本的计数次数分别为 12、6、4、3 次。

(3)混匀静止要求:将稀释标本移入计数杯,轻轻混匀约 30 秒,混匀过程中不能有气泡。计数应在稀释后 5 分钟内完成。

(4)计数过程:标本通过小孔的时间可依照制造商的推荐而定,按规定检测次数,对每份次级稀释标本进行重复检测。

(5)阈值验证:将低计数阈值设在血小板和红细胞脉冲信号之间波谷的位置。

(6)重叠计数校准方法:使用回归分析方法来检查回归的线性,分析的数据点由检测两套 4 个浓度的次级稀释标本得出,Y 轴代表每个水平的次级稀释标本的累积计数值,X 轴上的刻度将最高浓度次级稀释标本的浓度定位 1.0。如果变异的分析未显示非线性,那么回归直线的交叉点代表重叠校准的计数值。计数值为吸入小孔管的次级稀释最高浓度标本的红细胞计数值,因重复测定了 3 次,故用该计数值除以 3,结果代表每毫升通过小孔的次级稀释标本内含的细胞数,最后,用计数值乘以 50 451 得 RBC 的计数值。

(7)误差分析:红细胞计数的最大允许偏倚为 2.0%。

**(三)参考值**

男:(4.09～5.74)$×10^{12}$/L。女:(3.68～5.13)$×10^{12}$/L。新生儿:(5.2～

$6.4)\times10^{12}/L$。婴儿：$(4.0\sim4.3)\times10^{12}/L$。儿童：$(4.0\sim4.5)\times10^{12}/L$。

### (四)临床意义

红细胞增加或减少的临床意义与血红蛋白测定相似。但在各种贫血中，红细胞内血红蛋白含量不同，红细胞和血红蛋白减少程度可不一致。

## 三、血细胞比容测定

### (一)毛细管法

**1.原理**

将定量的抗凝血液在一定的速度和时间离心沉淀后，血液中的各种不同成分互相分离，计算压实红细胞占全血的比值，即毛细管法＝测定血细胞比容（hematocrit，HCT）。

**2.器材和试剂**

(1)毛细管：用钠玻璃制成专用玻管，长度为$(75\pm0.5)$mm；内径为$(1.155\pm0.085)$mm；管壁厚度为 0.20 mm，允许范围为 $0.18\sim0.23$ mm。

(2)密封胶：应使用黏土样密封胶或符合要求的商品，用于密封毛细管。

(3)高速离心机：专用离心机。离心半径应大于 8.0 cm，能在 30 秒内加速到最大转速，在转动圆周边的 RCF 为 10 000～15 000 g 时，转动 5 分钟，转盘的温度不超过 45 ℃。

(4)读数尺：特制读数换算尺。

**3.操作**

(1)吸取标本：用虹吸法将血液充入专用毛细管中，至 2/3(50 mm)处，避免气泡产生。

(2)密封毛细管：把毛细管未吸血的一端垂直插入密封胶，封口。密封胶柱应为 4～6 cm。

(3)离心：把毛细管(封口端向外)放入专用高速离心机，以 RCF 12 500 g 离心 5 分钟。

(4)读数：取出离心后的毛细管置于专用读数板的凹槽中，移动滑尺刻度至还原红细胞层表层，读出相对应的数值。或用刻度尺分别测量红细胞层和全血层长度，计算其比值。

**4.方法学评价**

(1)干扰因素：①器材，所用器具清洁干燥，防止溶血。②抗凝剂，量要准确，并与血液充分，特别是防止血液稀释、凝固。③密封操作，为防止破坏红细胞，毛细管的密封不能采用烧熔的方法。④离心,离心速度直接影响结果,相对离心力以 10 000~15 000 g 为宜,当读数为>0.50 时,应再离心 5 分钟,放置毛细管的沟槽平坦,胶垫富有弹性,防止离心时血液漏出;一旦发生漏血,应清洁离心盘后重新测定。⑤红细胞因素。结果假性增高:红细胞形态异常(如小红细胞、大红细胞、球形红细胞、椭圆形红细胞或镰形红细胞等)和红细胞计数增多时应注明,因红细胞的变形性减低和数量增多可使血浆残留量增加,高网织红细胞或高白细胞等也可使 HCT 假性增高。结果假性降低:体外溶血和自身凝集等。

(2)质量保证:①读数方法,离心后血液分为 5 层,自上而下分别为血浆层、血小板层、白细胞层和有核红细胞层、还原红细胞层(紫黑红色)、氧合红细胞层(鲜红色)。读数以还原红细胞层表面为准。②红细胞因素,红细胞异常时因变形性减低使血浆残留量增加,结果假性增高,而体外溶血和自身凝集会使结果假性降低。③离心效果:因本法用高速离心,红细胞间残存的血浆量较少,因而结果较温氏法低。④重复性:同一标本的两次测量结果之差不可大于 0.015。

### (二)温氏法

**1.原理**

温氏法血细胞比容测定原理同毛细管法,但使用常规中速离心。

**2.器材和试剂**

(1)温氏管:平底厚壁玻璃管,长 110 mm,内径 3 mm(内径不均匀性误差<0.05 mm),管上刻有 0~100 mm 刻度,分度值为 1 mm,其读数一侧由下而上,供测血细胞比容用,另一侧由上而下,供红细胞沉降率测定用。

(2)细长毛细滴管。

(3)水平式离心机:RCF 在 2264 g 以上。

**3.操作**

(1)吸取标本:用细长毛细滴管吸取混匀的抗凝血,插入温氏管底部,然后将血液缓慢注入至刻度"10"处,并用小橡皮塞塞紧管口。

(2)离心:将加好标本的温氏管置于离心机,以相对离心力 RCF 为 2264 g 离心 30 分钟,读取压实红细胞层柱高的毫米数,再以同样速度离心 10 分钟,至红细胞层高度不再下降为止。

(3)读数:以还原红细胞层表面为准,读取红细胞层柱高的毫米数,乘以 0.01,即为血细胞比容值。

**4.方法学评价**

(1)干扰因素:①抗凝剂因素:将 3.5 mg 的 EDTA-$K_2$ 或 0.2 mg 的肝素装于

小试管内烘干,可抗凝 2 mL 血液,应严格控制加入量,抗凝剂用量过大可使红细胞皱缩。②标本因素:以空腹采血为好,采血应顺利。因静脉压迫时间过长(超过 2 分钟)会引起血液淤积与浓缩,所以当针刺入血管后应立即除去止血带再抽血,以防 HCT 增加。上层血浆如有黄疸及溶血现象应予以注明,供临床医师参考。③吸取标本因素:抗凝血在注入温氏管前应反复轻微振荡,使 Hb 与氧充分接触,注入温氏管时要避免产生气泡。

(2)质量保证:要确保离心条件的规范。因红细胞的压缩程度受相对离心力大小和离心时间的影响较大,故要求 RCF 为 2264 g,离心 30 分钟,相对离心力(g)$=1.118\times10^{-5}\times$有效离心半径(cm)$\times$每分钟转速$^2$。如有效离心半径不足或转速不足均可使相对离心力降低,必须适当延长离心时间或提高离心速度加以纠正。本法离心力不足以完全排除红细胞之间残留血浆(残留 2%~3%),且用血量大,已逐步被毛细管微量法取代。

**(三)血细胞比容测定参考方法**

1.一般技术要求

(1)血液标本:静脉血使用 EDTA-$K_2$抗凝,容器体积应足够大,使空气体积占试管体积 20%以上,当颠倒混匀 8~10 次后血液能充分混合,并全部氧合。毛细血管血应使用特制的、内部涂抗凝剂(常为肝素铵)的微量血细胞比容管,采自手指、耳朵或足跟的穿刺部位,约需 50 μL 血液。

(2)一次性玻璃毛细管性能:Ⅱ型碱石灰玻璃,长度(75±0.5)mm,内径(1.155±0.085)mm,管壁厚度 0.18~0.23 mm,粗细变化不超过内径与毛细管长度之比的 2%。

(3)封胶:特制的、柔软的、用于吸样后封闭毛细管一端。

(4)微量血细胞比容离心机性能:半径>8 cm;相对离心力应为 10 000~15 000 g,启动 30 秒内达最高转速,至少应保持 5 分钟无明显发热;转子温度不超过 45 ℃;离心机有多个试管位置(如 24 个),样品轨道位置应有编号;有自动计时器。在使用前和每年应定期核查,用转速计核查离心速度,准确度应为±1 r/min,用秒表核查计时器的准确度和精密度。

(5)压积时间:选择 1 份正常和 1 份红细胞增多的血液标本,充分混匀,分别充满两根毛细管,离心 2 分钟,测量并记录结果。然后,再用充满新鲜血的毛细管,重复此过程,以 30 秒为增量,增加离心时间,直到 HCT 值稳定。如果 4 分钟后 HCT 值稳定,4.5 分钟时不再改变,那么 4.5 分钟即为合适的离心时间。

(6)血细胞比容读数板:应采用专用血细胞比容读数板,最好用防视差的游标,应定期用与血细胞比容管长度一致的、印有连续刻度的血细胞比容卡读数器对照核查。

2.操作方法

(1)混合:充分混合血液标本,通常用手颠倒混匀8～10次或用机械混匀器混合2～3分钟。若4 ℃保存样品,使用前应先平衡至室温。

(2)吸样:不超过毛细管总长度的2/3～3/4,待末端干燥,在未吸样端塞入特制封胶。良好的封口应使管内底部平整。

(3)离心:毛细管吸样后放入离心机,记录每根管子位置,按预设时间(通常5分钟)以10 000～15 000 g离心。

(4)读数:红细胞柱长度与全血柱总长度直接由血细胞比容读数器得出,应尽可能排除血小板和白细胞层所形成的棕黄层。

(5)判断结果:两次测定结果相差不超过0.005。

### (四)参考值

男:0.380～0.508。女:0.335～0.450。

### (五)临床意义

临床意义与红细胞计数相似。增高可因红细胞数量绝对增加或血浆量减少所致,减低是诊断贫血的指标。

## 四、异常红细胞形态检查

### (一)方法学

1.原理

对血涂片进行染色后,不同形态的细胞,因化学成分和化学性质不同,对酸性和碱性染料的亲和作用、吸附作用就不一样,因而使不同形态的细胞呈现出各自的染色特点。利用光学显微镜可直接观察到正常红细胞的形态,并识别异常红细胞形态。

2.器材和试剂

显微镜,载玻片。

3.操作

(1)低倍镜观察:低倍镜下观察染色血涂片中红细胞的分布和染色情况。选择细胞分布均匀、染色良好、红细胞紧密排列但不重叠区域(一般在血涂片的体尾交界处)。

(2)油镜观察:滴加香柏油 1 滴,在油镜下仔细观察上述区域中红细胞的形态,同时浏览全片是否存在其他异常细胞。

(3)记录描述:观察记录标本中红细胞形态特别是异常红细胞的形态变化和(或)数量。

4.方法学评价

(1)干扰因素:在制片和染色过程中的人为因素会造成红细胞形态异常。①涂片不当;②玻片不符合要求;③抗凝剂 EDTA 浓度太高,或血液长时间放置;④染色不当;⑤涂片干燥过慢或固定液中混有少许水分;⑥涂片末端附近,可见与长轴方向一致的假椭圆形红细胞等。

(2)质量保证:①红细胞分布,在整张血涂片上通常不是均匀分布的,应先在低倍镜下估计细胞的分布和染色情况,理想的红细胞形态检查应在红细胞单个分散、毗邻而不重叠的区域。②浏览全片细胞,是否存在其他异常细胞,因异常成分常集中在涂片的边缘,容易漏检。一般真的异形红细胞全片都可见到同样异常,而假异形红细胞常局限于个别区域。③检验人员资质,有合格的血液细胞形态检验人员,经严格培训有理论与实践经验的血细胞检验人员是细胞形态学检查质量保证的前提。

**(二)临床意义**

红细胞形态定义的见于 2001 年 Beutler 等的最新权威性分类描述。

正常静态红细胞呈双面凹的圆盘形,其形态和大小的差异对贫血的鉴别有很大的价值。正常成人红细胞直径约 7.5～8.7 μm,随细胞衰老轻微变小,正常红细胞瑞氏染色下呈红棕色,吉姆萨染色下呈粉红色,中心 1/3 染色相对灰白,表现出双面凹形态,是红细胞不受外界变形性应力支配时呈现出的形态,称(圆)盘形红细胞。在多种外界因素影响下,盘形红细胞可快速地转变为口形和棘形锯齿形红细胞两种形态。

1.红细胞结构和形态

国际上采用统一的希腊词根,根据红细胞的三维形态学特征,对不同红细胞进行命名。

(1)棘形红细胞Ⅰ～Ⅲ型:原称为锯齿状细胞。整个细胞上布满分布均匀的短刺,即有 10～30 个小突起。常见于尿毒症、肝病和消化性溃疡等。

(2)棘形红细胞:原称为刺状细胞。红细胞上的刺形态不规则,长度不等,分布不均匀,有 2～10 个不同长度、不同直径的半球形尖刺,其表面突起的基底部宽度不等。常见于无β脂蛋白血症、酒精性肝病和脾切除后等。

（3）口形红细胞：原称为口形细胞、杯形、蘑菇柄形、单面凹形、微球形细胞。呈单面凹的碗形细胞,形态由碗形(Ⅰ型)变为表面有小凹的球形(血涂片上呈口形)。常见于遗传性球形红细胞增多症、遗传性口形红细胞增多症和酒精性肝硬化等。

（4）球形口形红细胞：原称为微球形细胞、球形细胞。尽管球形红细胞命名已久,但实际上并非是真正球形的细胞,为血红蛋白浓度致密的球形红细胞,其厚度明显增加,使细胞中心凹陷度明显减少,甚至消失。扫描电镜显示持续存在小凹陷或表面不规则,提示其来源于口形红细胞。常见于遗传性球形红细胞增多症、免疫性溶血性贫血和输血后等。

（5）裂红细胞：原称为盔形细胞、碎片细胞、裂细胞。通常呈半圆盘形,有两个或三个尖端,细胞较小,为不规则碎片,是红细胞发生机械性损伤后,由两个相反的膜表面发生黏合所致,比正常盘形红细胞小,且出现一个或多个僵硬和扭曲的膜区域,此区域为红细胞受损或发生黏合的部位。常见于微血管病性溶血性贫血、癌肿和心瓣膜病等。

（6）椭圆形红细胞：延伸的椭圆形(有血红蛋白的极性),呈卵形双面凹圆盘状,可有不同的椭圆形态,从轻度椭圆形、圆柱形、双极性至延伸形。常见于遗传性椭圆形红细胞增多症、珠蛋白生成障碍性贫血和铁缺乏等。

（7）镰形红细胞：红细胞中含聚合的血红蛋白S,有多种形态如双极形、冬青叶形和不规则的刺形,是因镰形血红蛋白多聚化而形成的多种形态的细胞。常见于镰形细胞病、血红蛋白C病和血红蛋白M等。

（8）靶形红细胞：呈钟形,在干燥的血涂片上呈靶形,因膜相对过多引起细胞中央膜的皱褶,血红蛋白在细胞分裂处聚集,导致细胞中心密度增高而呈牛眼样或靶形。常见于阻塞性肝病、血红蛋白病和珠蛋白生成障碍性贫血等。

（9）泪滴形红细胞：原称为泪滴形、球拍形或尾形细胞,只有一个延长的尖端。常见于骨髓纤维化伴骨髓样化生、骨髓病性贫血和珠蛋白生成障碍性贫血等。

（10）薄形红细胞：原称为薄片细胞。细胞较薄,血红蛋白位于外周,通常细胞直径很大,细胞中心颜色苍白,周围有一圈较窄的血红蛋白带,细胞表面积/体积比增高。常见于珠蛋白生成障碍性贫血、阻塞性肝病。

（11）角细胞：红细胞上的空泡破裂形成红细胞的棘,细胞呈半月形或纺锤形,细胞体积相对正常,具有两个或多个突起。常见于DIC和人工血管等。

2.红细胞和网织红细胞包涵体

（1）Howell-Jolly小体（Howell-Jolly bodies,H-J）：是较小的核残留物,是有丝分裂过程中从纺锤体分离出来的染色质,瑞氏染色下呈致密核的颜色,H-J小体呈球形,直径多不超过 0.5 μm,通常见到单个,有时可见多个。常见于脾切除后、溶血性贫血核巨幼细胞贫血等。

(2)Cabot 环:呈环形或"8"字形的紫色,组成成分尚未查明,可能来源于异常有丝分裂中的纺锤体,或富含组蛋白和非血红蛋白铁的附着粒。常见于巨幼细胞贫血。

(3)嗜碱性点彩颗粒:在瑞氏染色下呈深蓝色的颗粒,其大小、数量不等,电镜显示由核糖体聚集而成,包括退化的线粒体和铁蛋白体。常见于铅中毒和珠蛋白生成障碍性贫血。

(4)Heinz 小体:常规瑞氏或吉姆萨染色下,Heinz 小体不能显色,在灿烂甲酚蓝或亚甲蓝活体染色后显示蓝绿色,常附着于红细胞膜的内侧,向胞质内凸出,由变性的蛋白质、血红蛋白组成。常见于化学刺激、遗传性磷酸己糖通路缺陷和珠蛋白生成障碍性贫血等。

(5)血红蛋白 H 包涵体:能与灿烂甲酚蓝或亚甲蓝等氧化还原性染料发生反应,导致异常血红蛋白的变性和沉淀,在光镜下呈特殊的高尔夫球样,由 β 链四聚体组成,是 α 链生成障碍所致的 β 链相对过多所致。常见于 β-珠蛋白生成障碍性贫血、不稳定血红蛋白病和红白血病。

(6)含铁小体和 Pappenheimer 小体:网织红细胞内可见含铁小体,含铁的颗粒较大,数量较多,通常位于细胞周围,电镜显示为含铁微团的线粒体,也可包含退化的线粒体、核糖体和其他细胞残留物,但不是铁蛋白聚合体。Pappenheimer 小体是瑞氏染色下的含铁小体,电镜显示为贮存于溶酶体的铁。

(7)痘痕红细胞:在干涉显微镜下,红细胞表面可见坑洞或凹陷,是与细胞膜相邻的自体吞噬泡,这些囊泡是红细胞通过脾微循环时清除细胞残留物的工具。常见于脾切除后。

# 第三节 白细胞检验

## 一、白细胞计数

### (一)白细胞计数常规法

1.原理

白细胞计数采用白细胞稀释液将血液稀释一定的倍数,同时破坏溶解红细胞。将稀释的血液注入血细胞计数板,在显微镜下计数一定体积内白细胞数量,经换算即可求出每升血液中的白细胞数量。

2.器材和试剂

(1)白细胞稀释液:2%冰醋酸溶液中加入 10 g/L 结晶紫 3 滴。

(2)器材:显微镜、改良 Neubauer 计数板、盖玻片和微量吸管等。

3.操作

(1)吸取稀释液:用吸管吸取白细胞稀释液 0.38 mL 于小试管中。

(2)吸取血标本:用微量吸管吸取新鲜全血或外周血 20 μL,擦去管尖外部余血。将吸管插入小试管中白细胞稀释液的底部,轻轻放出血液,并吸取上层白细胞稀释液洗尽管内壁 2~3 次。

(3)混匀悬液:将试管中的血液与稀释液混匀,待细胞悬液完全变为棕褐色。

(4)充液:再次将小试管中的细胞悬液混匀。用玻璃棒蘸取细胞悬液 1 滴,注入改良 Neubauer 计数板的计数池中,室温下静置 2~3 分钟,待白细胞完全下沉后再做白细胞计数。

(5)低倍镜计数:计数范围为计数板的四角 4 个大方格内的白细胞总数,最后计算。

4.方法学评价

(1)干扰因素:①充池影响:充池前应适当用力、快速振荡 30 秒,以充分混匀白细胞悬液,但应避免过多气泡影响充池和准确计数;充池应避免充液过多,避免气泡及充液后移动盖玻片;②白细胞因素:白细胞数量过多时,应采用加大稀释倍数的方法;数量过少时,可采用扩大计数域的方法。否则影响计数准确性;加盖玻片影响:③加盖玻片的方式可影响充液的高度,进而影响计数结果,WHO 推荐采用推式法,此法较盖式法更能保证充液体积的高度为 0.10 mm。

(2)质量保证。①校正工具:稀释用吸管、微量吸管、改良 Neubauer 计数板均为计量工具,使用前需经过严格的校正,否则将直接影响计数结果的准确性。②计数池内细胞分布:细胞分布应尽可能均匀,各大方格间的细胞数相差不应超过 10%,若相差太大,应重新充池。③计数原则:计数大小方格内的压线细胞时,遵循数上不数下、数左不数右的原则。④校准原则:白细胞稀释液不能破坏有核红细胞,后者可使白细胞计数结果偏高,此时应计算白细胞校正值。

**(二)白细胞计数参考方法**

1.一般技术要求

同红细胞计数参考方法。制备双份稀释标本,每 0.08 mL 血液中加入

20 mL稀释液中,计数前加入溶血剂。在确保红细胞完全溶解、红细胞残骸不至计入白细胞、溶血剂对白细胞计数发生影响之前,对白细胞进行计数。计数红细胞的小孔管可用于白细胞计数。

2.计数方法

(1)阈值验证:将低阈值设在红细胞碎片引起的噪声和白细胞信号之间。

(2)重叠校准:制备 4 份原级白细胞稀释标本,取 0.02 mL、0.04 mL、0.06 mL和 0.08 mL 血液分别加入 20 mL 稀释液。回归线的交点代表最大浓度原级稀释标本的重叠校准值。重复检测的次数分别为12 次、6 次、4 次、3 次。用计数值乘以 251 得出白细胞的计数值。

(3)误差分析:白细胞计数的最大允许偏倚为 4%。

**(三)参考值**

成人:$(4\sim10)\times10^9$/L。儿童:$(15\sim20)\times10^9$/L。婴儿:$(11\sim12)\times10^9$/L。新生儿:$(15\sim20)\times10^9$/L。

**(四)临床意义**

1.增加

(1)生理性增加:新生儿、活动和进食后、运动、疼痛、情绪激动、妊娠期、分娩期和吸烟等。

(2)病理性增加:常见于急性感染、炎症、组织损伤、血细胞被破坏、急性失血、恶性肿瘤和急性中毒等。

2.减少

常见于感染、血液病、理化损伤、脾功能亢进和自身免疫疾病等。

## 二、白细胞分类计数和异常白细胞形态检查

### (一)白细胞分类计数常规法

1.原理

白细胞分类计数是将血液制成细胞分布均匀的血涂片,用瑞氏染液染色,根据各类细胞的形态特点和颜色差异将白细胞区别并进行计数。通常分类 100 个白细胞,计算得出各种白细胞所占的百分率。

2.器材和试剂

(1)试剂:瑞氏染液和磷酸盐缓冲液。

(2)器材:显微镜、载玻片等。

3.操作

(1)制备血片:将血涂片用瑞氏染液染色,冲洗干净,自然干燥后待用。

(2)低倍镜观察:在全片对细胞分布、数量、染色情况作初步估计。

(3)油镜观察:选择血片细胞分布和染色良好区域(一般在血片体尾交界处),加香柏油1滴,对白细胞从细胞大小、细胞核、细胞质等多方面作认真仔细地观察。

(4)顺序计数:观察100个或200个中性粒细胞,记录相应5类白细胞数量。

(5)计算百分率:按各类白细胞数量计算出各自的分类百分率。

(6)白细胞形态观察:油镜下,在同一张血片上,观察记录有病理变化各种白细胞形态。

(7)计算中性粒细胞毒性指数。

4.方法学评价

(1)干扰因素。①细胞分布因素:首先应采用低倍镜观察血涂片的染色质量及细胞分布情况,注意血涂片边缘及尾部有无巨大的异常细胞和寄生虫等,若发现异常应报告。②异常细胞:分类计数中若发现异常或幼稚白细胞,应逐个分类计数和报告,并包括在白细胞分类的比值或百分率中。分类计数中见到幼稚红细胞,应逐个计数,但不计入100个白细胞内,而以分类100个白细胞时见到幼稚红细胞的数量来报告,并注明其所属阶段。③红细胞和血小板形态和数量:应在同一张血片上注意观察成熟红细胞和血小板的形态、染色、数量及其分布情况。有核红细胞可干扰白细胞计数和分类。④区别含中毒颗粒的中性粒细胞和嗜碱性粒细胞:区别要点是:嗜碱性粒细胞与中性粒细胞比,细胞核较少分叶,染色较浅,嗜碱颗粒着色更深,较大且大小不均匀,细胞边缘常分布较多,常覆盖分布于细胞核上。⑤染色质量:血涂片染色偏碱或染色时间过长时,中性颗粒可误认为中毒颗粒,故应注意全片各种细胞的染色情况。

(2)质量保证:①血涂片制备和染色:血涂片不良将影响白细胞分类计数结果,甚至导致错误的分析结果。目前,普遍采用传统的楔形,约3 cm×2 cm,表面光滑,两边留有小于0.3 cm的空隙,中间有恰当大小(1.0~1.5 cm)的阅片区,另一端有同样大小的厚片区。染色后的细胞色彩鲜明,能显示出各种细胞特有的色彩,细胞核结构和细胞质颗粒清楚。②注意细胞分布特点:因各种白细胞的体积和密度不同,在血涂片中分布不均匀。体积较小、密度较大的淋巴细胞在体部较多,而体积较大、密度较小的单核细胞和粒细胞在尾部和两侧较多,异常大的细胞则常出现在尾部。因此,应选择细胞分布均匀、染色效果好的部位进行分类。若采用离心法涂片,可获得细胞分布均匀、形态好的血涂片。③白细胞数量:白细胞分类计数的准确性与分类计数的白细胞数量有关,被计数的白细胞占总计数白细胞的比例越大,误差就越小,为兼顾临床工作效率,分类计数白细胞数量可根据白细胞总数而定。

### (二)白细胞分类计数参考方法

1.血涂片制备

(1)血片数量:每份标本制作 3 张血涂片。要求所用玻片清洁、干燥、无尘,大小为 25 mm×75 mm,厚度为 0.8~1.2 mm,并有明确标记。如果标本中白细胞数量少时,需要制备更多血涂片。

(2)制片前:使用 EDTA-K$_2$ 抗凝血血液标本时,应在采集后 4 小时内制备血涂片。在制片前,标本应充分混匀。

(3)制片中:用楔形技术制备血涂片。在玻片近一端 1/3 处,加 1 滴(约 0.05 mL)充分混匀的血液,握住另一张较狭窄的、边缘光滑的涂片,以 30°~45° 使血滴沿推片迅速散开,快速、平稳地推动推片至玻片的另一端。

2.血涂片染色

Romanowsky 类染料由亚甲蓝和(或)亚甲蓝氧化产物(天青 B)和卤化荧光素(通常为伊红 B 或 Y)组成。良好的染色能准确鉴别成熟和未成熟白细胞或异常细胞。

在采血制片 1 小时内,用 Romanowsky 类型染液染色,或在 1 小时内用无水甲醇(含水量<3%)固定后染色。

3.血涂片检查步骤

(1)显微镜检查顺序:低、高倍镜(10~40 倍)进行浏览,观察有无异常细胞和细胞分布情况;然后在油镜下(100 倍),观察细胞质内的颗粒和核分叶情况。

(2)视野观察顺序:检查从约 50% 的红细胞互相重叠区域开始,向红细胞完全散开的区域推移,血涂片较薄的区域,呈羽状,为"血片边缘"区域。

(3)判别"可接受"区域:中性粒细胞、单核细胞和淋巴细胞分布均匀的区域为血涂片分类"可接受"区域,当白细胞总数正常时,在血涂片尾部和边缘,每油镜视野所见的白细胞数量不超过血涂片体部的 2~3 倍。

(4)判别"可接受"细胞:除某些病理情况外,破碎细胞或不能识别细胞数量不超过白细胞总数的 2%,若破碎细胞仍能明确鉴别,应包括在分类计数中。在结果报告中,应设其他栏,以备填写破碎细胞或不能识别细胞,并作适当描述。

(5)分类计数顺序:采用"城垛式"方法检查血涂片,每个明确识别的细胞必须归入下列分类中:中性分叶核粒细胞、中性杆状核粒细胞、淋巴细胞、异型淋巴细胞、单核细胞、嗜酸性粒细胞、嗜碱性粒细胞、其他有核细胞,能明确识别的破碎细胞,应恰当分类。

计数总白细胞数量:每张血涂片应计数200个白细胞,若标本中白细胞数量减少,应增加检查血涂片的数量。

(6)计算白细胞分类结果:以各类白细胞的百分率和绝对值表示。白细胞分类绝对值＝白细胞分类百分率×白细胞计数值

(7)计数有核红细胞:结果以每100个白细胞计数中见到几个表示。

(三)临床意义

1.正常白细胞形态

(1)中性分叶核粒细胞:细胞大小为10～15 $\mu$m,呈圆形或卵圆形,细胞核与细胞质比率为1:3,细胞核分叶,叶间有丝状连接,分为2～5叶,核染色质聚集,无核仁,细胞质染成淡粉红色,含大量特异性颗粒。

中性杆状核粒细胞:细胞大小为10～18 $\mu$m,呈圆形或卵圆形,细胞核与细胞质比率为1:1.5～1:2,细胞核呈S形、C形、U形或分叶形,可见峡状染色质,核染色质粗颗粒状聚集,无核仁,细胞质丰富,染成粉红色,含大量特异性颗粒,罕见嗜天青颗粒。

中性粒细胞增多和减少的临床意义同白细胞计数。

(2)淋巴细胞(lymphocyte,L):细胞大小为7～15 $\mu$m,呈圆形或卵圆形,细胞核与细胞质比率为5:1～2:1,细胞核通常呈圆形或卵圆形,偶见核凹陷或轻度切迹,核染色质散在致密或粗颗粒状聚集,副染色质无或少量,无核仁,有时可见小的、淡的核小体,细胞质少至中等量,淡蓝色至中度嗜碱性,可见核周淡染区,有时有副核窝,小淋巴细胞无颗粒,大淋巴细胞的细胞质较多,含少量粗大嗜天青颗粒。

淋巴细胞增多常见于感染性疾病、肿瘤性疾病和组织移植术后等。减少常见于流行性感冒、HIV感染和结核病等。

(3)单核细胞(monocyte,M):细胞大小为12～20 $\mu$m,呈圆形,可有伪足,细胞核与细胞质比率为4:1～2:1,细胞核形态各异,呈圆形、卵圆形、马蹄形、切迹形或分叶形,核染色质轻度聚集,无核仁,细胞质含蓝灰色颗粒,少量空泡。

单核细胞增多常见于感染、结缔组织病、血液病和恶性肿瘤等。

(4)嗜酸性粒细胞(eosinophil,E):成熟型细胞大小为10～15 $\mu$m,幼稚型细胞大小为10～18 $\mu$m,呈圆形或卵圆形,成熟型细胞核与细胞质比率为1:3,幼

稚型细胞核与细胞质比率为1:2～2:1,细胞核分叶状,通常2～3叶,由细丝状染色质连接,分叶核和杆状核的核染色质致密、块状,幼稚型的核染色质疏松、细致,无核仁,细胞质内充满粗大、球形、均一的橘红色有折光性的颗粒,部分可脱颗粒,幼稚型可含有少量深紫色嗜天青颗粒。

嗜酸性粒细胞增多常见于过敏性疾病、寄生虫病、皮肤病、感染性疾病和血液病等。减少常见于传染病急性期、严重组织损伤和垂体或肾上腺皮质功能异常等。

(5)嗜碱性粒细胞(basophil,B):细胞大小为10～15 $\mu m$,呈圆形或卵圆形,细胞核与细胞质比率为1:2～1:3,细胞核分叶状,常被颗粒覆盖,核染色质聚集,无核仁,细胞质含粗大、致密、深紫色或黑色颗粒。

碱性粒细胞增多常见于过敏性和炎症性疾病、嗜碱性粒细胞白血病和骨髓增殖性疾病等。

**2.异常粒细胞形态**

(1)中性粒细胞核象变化:包括核左移和核右移。核左移是指外周血中性杆状核粒细胞增多和(或)出现晚幼粒细胞、中幼粒细胞、甚至早幼粒细胞的现象(杆状核以前阶段细胞>5%)。常见于化脓性感染、急性溶血和应用细胞因子等。若核左移伴白细胞总数增高称为再生性左移,常见于急性化脓性感染、急性中毒和急性溶血等。若核左移伴白细胞总数正常或减低称为退行性核左移,常见于再生障碍性贫血、粒细胞缺乏症和伤寒等。

核右移是指外周血中性分叶核粒细胞增多,并且5叶核以上中性粒细胞>3%的现象。常见于巨幼细胞贫血、内因子缺乏所致的恶性贫血和感染等。

(2)中性粒细胞毒性变化:在严重化脓性感染、败血症、恶性肿瘤、急性中毒和大面积烧伤等病理情况下,中性粒细胞可发生一系列形态变化,具体表现:①大小不均,中性粒细胞的体积大小相差悬殊,不均一性增大。②中毒颗粒:中性粒细胞的胞质中出现壁正常中性颗粒粗大、大小不等的紫黑色或深紫褐色颗粒。③空泡形成:中性粒细胞的胞质或胞核可出现1个或数个空泡。④Dohle小体:中心粒细胞因毒性变化而在胞质中保留的局部嗜碱性区域,呈圆形、梨形或云雾状,染成天蓝色或灰蓝色,直径0.1～2 $\mu m$,最大可达5 $\mu m$,单个或多个,常位于细胞边缘。⑤退行性变:细胞发生胞体肿大、结构模糊、边缘不清楚、核固缩、核肿胀和核溶解等现象。

(3)中性粒细胞核形态变化:①多分叶核中性粒细胞,成熟中性粒细胞胞体增大,核分叶5～9叶,甚至10叶以上,各叶大小差异很大,核染色质疏松,常见于巨幼细胞贫血等。②巨杆状核中性粒细胞和巨多分叶核中性粒细胞,前者胞体可大至 30 $\mu m$,核染色质略细致,着色变浅,胞核呈肥大杆状或特长带状,后者胞核分叶超过 5 叶,常见于巨幼细胞贫血和恶性贫血等。③双核粒细胞和环形核粒细胞,前者是中性粒细胞内出现 2 个细胞核,后者是杆状核呈环形,常见于骨髓异常增生综合征、粒细胞白血病和巨幼细胞贫血等。

(4)Auer 小体:又称棒状小体。粒细胞胞质中出现的红色细杆状物质,一个或数个,长 1～6 $\mu m$。若出现数个 Auer 小体呈束状排列,称为 faggot 细胞。常见于急性粒细胞白血病。

(5)Pelger-Huet 畸形:成熟中性粒细胞核分叶能力减退,核常呈杆状、肾形、眼镜形、哑铃形或少分叶,但染色质致密、深染,聚集成小块或条索状,其间有空白间隙。常见于常染色体隐性遗传性疾病、骨髓增生异常综合征和急性髓细胞白血病等。

(6)Chediak-Higashi 畸形:中性粒细胞、嗜酸性粒细胞、嗜碱性粒细胞、单核细胞和淋巴细胞中均含几个至数十个直径为 2～5 $\mu m$ 的包涵体,呈异常巨大的紫蓝色或淡灰色块状物。常见于 Chediak-Higashi 综合征。

(7)May-Hegglin 畸形:中性粒细胞、嗜酸性粒细胞、嗜碱性粒细胞、单核细胞终身含无定形的淡蓝色包涵体,与 Dohle 小体类似而体积大且圆。为常染色体隐性遗传性良性畸形。

(8)Alder-Reilly 畸形:中性粒细胞、嗜酸性粒细胞、嗜碱性粒细胞、单核细胞和淋巴细胞的胞质中含巨大深染嗜天青颗粒,呈深红色或紫色包涵体,但不伴有白细胞增多、核左移和空泡等。常为常染色体隐性遗传,伴骨或软骨畸形。

3.异常淋巴细胞形态

(1)异型淋巴细胞按形态特征分类如下。

1)Ⅰ型(空泡型):又称为泡沫型或浆细胞型,细胞较正常淋巴细胞稍大,多为圆形,细胞核偏位,呈圆形、椭圆形、肾形或不规则形,染色质呈粗网状或不规则聚集粗糙块状,细胞质丰富,深蓝色,无颗粒,含有大小不等的空泡或呈泡沫状。

2)Ⅱ型(不规则形):又称为单核细胞型,细胞较Ⅰ型细胞明显增大,外形不规则,似单核细胞,细胞核呈圆形或不规则形,染色质较Ⅰ型细致、疏松,细胞质丰富,淡灰蓝色或蓝色,有透明质感,着色不均匀,边缘处蓝色较深,呈裙边样,可有少许嗜天青颗粒,一般无空泡。现认为此型最多见。

3)Ⅲ型(幼稚型):又称为未成熟型或幼淋巴细胞型,细胞较大,细胞核较大,呈圆形或椭圆形,染色质呈细致网状,可有1~2个核仁,细胞质量较多,呈深蓝色,多无颗粒,偶有小空泡。常见于传染性单核细胞增多症、过敏性疾病或结缔组织病等。

(2)卫星核淋巴细胞:淋巴细胞主核旁有1个游离的卫星小核。常见于接受大剂量电离辐射和核辐射后等。

# 第四节 血小板检验

## 一、血小板计数

### (一)血小板计数常规法

**1.原理**

血小板计数(platelet count,PLT)是测定全血中的血小板数量,与血液红(白)细胞计数相同。普通显微镜直接计数法是根据使用稀释液的不同,血小板计数方法可分为破坏红细胞稀释法和不破坏红细胞稀释法。相差显微镜直接计数法是利用光线通过物体时产生的相位差转化为光强差、从而增强被检物体立体感,有助于识别血小板。

**2.器材和试剂**

(1)1%草酸铵稀释液:分别用少量蒸馏水溶解草酸铵1.0 g和EDTA-Na$_2$ 0.012 g,合并后加蒸馏水至100 mL,混匀,过滤后备用。

(2)器材:显微镜、改良Neubauer计数板和盖玻片、微量吸管等。

**3.操作**

(1)取清洁小试管1支,加入血小板稀释液0.38 mL。

(2)准确吸取毛细血管血20 $\mu$L。擦去管外余血,置于血小板稀释液内,吸取上清液洗3次,立即充分混匀。待完全溶血后再次混匀1分钟。

(3)取上述均匀的血小板悬液1滴,充入计数池内,静置10~15分钟,使血小板下沉。

(4)用高倍镜计数中央大方格内四角和中央共5个中方格内血小板数。

(5)计算:血小板数/L=5个中方格内血小板数×10$^9$/L

4.方法学评价

(1)干扰因素:普通光学显微镜直接计数血小板的技术要点是从形态上区分血小板和小红细胞、真菌孢子及其他杂质。用相差显微镜计数经草酸铵稀释液稀释后的血小板,易于识别,还可照相后核对计数结果,因而国内外将本法作为血小板计数的参考方法。

(2)质量保证:质量保证原则是避免血小板被激活、破坏,避免杂物污染。①检测前:采血是否顺利(采血时血流不畅可导致血小板破坏,使血小板计数假性减低)、选用的抗凝剂是否合适(肝素不能用于血小板计数标本抗凝;EDTA 钾盐抗凝血标本取血后 1 小时内结果不稳定,1 小时后趋向平稳)、储存时间是否适当(血小板标本应于室温保存,低温可激活血小板,储存时间过久可导致血小板计数偏低)。②检测中:定期检查稀释液质量。计数前先做稀释液空白计数,以确认稀释液是否存在细菌污染或其他杂质。③检测后:核准结果,常用方法:用同 1 份标本制备血涂片染色镜检观察血小板数量;用参考方法核对;同 1 份标本 2 次计数,误差小于 10%,取 2 次均值报告,误差大于 10%需做第 3 次计数,取 2 次相近结果的均值报告。

**(二)血小板计数参考方法**

血小板计数参考方法见于国际血液学标准委员会 2001 年文件。

1.血液标本

(1)用合乎要求的塑料注射器或真空采血系统采集健康人的静脉血标本。

(2)使用 EDTA-K$_2$抗凝剂,浓度为每升血中含 3.7~5.4 $\mu$mol(每毫升血中含 1.5~2.2 mg)。

(3)盛有标本的试管应有足够的剩余空间以便于血标本的混匀操作。标本中不能有肉眼可见的溶血或小凝块。

(4)标本置于 18~22 ℃室温条件下,取血后 4 小时之内完成检测。

(5)为了保证 RBC 和 PLT 分布的均一性,在预稀释和加标记抗体前动作轻柔地将采血管反复颠倒,充分混匀标本。

2.试剂和器材

(1)器材:为避免血小板黏附于贮存容器或稀释器皿上,在标本检测的整个过程中必须使用聚丙烯或聚苯乙烯容器,不得使用玻璃容器和器皿。

(2)稀释液:用磷酸盐缓冲液(PBS)作为稀释液,浓度为 0.01 mol/L,pH 7.2~7.4,含 0.1%的牛血清白蛋白(BSA)。

(3)染色液:使用异硫氰酸荧光素标记的 CD41 和 CD61 抗体,这两种抗体可以与血小板膜糖蛋白Ⅱa/Ⅲb复合物结合,用于检测血小板。实验室应确认该批号抗体是否能得到足够的染上荧光的血小板,抗体应能得到足够高的血小板的荧光信号以便通过 log FL1(528 nm 处的荧光强度)对 log FS(前向散射光)的图形分析,将血小板以噪声、碎片和 RBC 中分辨出来。

3.仪器性能

(1)使用流式细胞仪,通过前向散射光和荧光强度来检测 PLT 和 RBC。仪器在检测异硫氰酸荧光素标本的直径为 2 μm 的球形颗粒时必须有足够的敏感度。

(2)用半自动、单通道、电阻抗原理的细胞计数仪检测 RBC,仪器小孔管的直径为 80~100 μm,小孔的长度为直径的 70%~100%,计数过程中吸入稀释标本体积的准确度在 1% 以内(溯源至国家或国际计量标准)。

4.检测方法

(1)用加样器加 5 μL 充分混匀(至少轻柔颠倒标本管 8 次)的血标本于 100 μL 已过滤的 PBS-BSA 稀释液中。

(2)加 5 μL CD41 抗体和 5 μL CD61 抗体染液,在室温 18~22 ℃、避光条件下放置 15 分钟。

(3)加 4.85 mL PBS-BSA 稀释液制备呈 1:1000 的稀释标本,轻轻颠倒混匀以保证 PLT 和 RBC 充分混匀。

(4)用流式细胞仪检测时,应至少检测 5000 个信号,其中 PLT 应多于 1000,流式细胞仪的设定必须保证每秒计数少于 3000 个信号。如果同时收集到 RBC 散射光的信号和血小板的荧光信号应被视为 RBC-PLT 重叠,计数结果将被分别计入 RBC 和 PLT。直方图或散点图均可被采用,但推荐使用散点图。检测过程中推荐使用正向置换移液器。

(5)血小板计数值的确定:使用流式细胞仪确定 RBC/PLT 的比值。R=RBC/PLT,用 RBC 数除以 R 值得到 PLT 计数值。

**(三)参考值**

$(100\sim300)\times10^9/L$。

**(四)临床意义**

血小板数量随时间和生理状态的不同而变化,午后略高于早晨;春季较冬季低;平原居民较高原居民低;月经前减低,月经后增高;妊娠中晚期增高,分娩后减低;运动、饱餐后增高,休息后恢复。静脉血血小板计数比毛细血管高 10%。

血小板减低是引起出血常见的原因。当血小板在 $(20 \sim 50) \times 10^9/L$ 时,可有轻度出血或手术后出血;低于 $20 \times 10^9/L$,可有较严重的出血;低于 $5 \times 10^9/L$ 时,可导致严重出血。血小板计数超过 $400 \times 10^9/L$ 为血小板增多。

## 二、异常血小板形态检查

### (一)方法学

1.原理

与识别异常红细胞形态相似。

2.器材和试剂

显微镜,载玻片。

3.操作

(1)低倍镜观察:低倍镜下观察血涂片染色情况和血小板分布情况。选择细胞分布均匀、染色良好、红细胞紧密排列但不重叠区域(一般在血涂片的体尾交界处)。

(2)油镜观察:滴加香柏油1滴,在油镜下仔细观察上述区域中血小板形态。

(3)记录描述:观察记录标本中血小板形态,特别是异常血小板形态变化。

### (二)参考值

正常血小板呈两面微凸的圆盘状,直径 $2 \sim 4 \ \mu m$,新生血小板体积大,成熟者体积小。在血涂片上往往成簇分布,其形态多数为圆形、椭圆形或略欠规则;胞质呈淡蓝或淡红色,中心部位有细小、分布均匀的紫红色颗粒。

血小板大小所占的比例不一致,巨型为 $0.7\% \sim 2.0\%$,大型为 $8\% \sim 16\%$,中型为 $44\% \sim 49\%$,小型为 $33\% \sim 44\%$。

### (三)临床意义

1.大小异常

血小板可出现明显的大小不均变化,巨型血小板直径可以大于 $20 \ \mu m$,主要见于原发性血小板减少性紫癜(idiopathic thrombocytopenic purpura,ITP)、粒细胞白血病、血小板无力症、巨大血小板综合征、骨髓增生异常综合征和脾切除后等。小的血小板直径小于 $2 \ \mu m$,主要见于缺铁性贫血、再生障碍性贫血等。

2.形态异常

血小板可以出现杆状、逗点状、蝌蚪状、蛇形和丝状突起血小板等不规则和畸形血小板,正常人偶见(少于 $2\%$)。影响血小板形状改变的因素很多,各种形态异常又无特异性,因此不规则和畸形的血小板比值超过 10% 时才有临床意义。

3.聚集、分布异常

血小板聚集、分布状态可间接反映其功能。聚集功能正常的血小板在非抗凝血外周血涂片中常可见聚集成簇或成团,聚集与散在血小板之比为 20∶1。

(1)血小板增多:原发性血小板增多症(essential thrombocythemia,ET)和血小板增多的慢性粒细胞白血病,血小板可呈大片聚集。

(2)血小板减少:再生障碍性贫血和原发性血小板减少性紫癜因血小板数量少,血小板聚集成团情况明显减少。

(3)血小板功能异常:血小板无力症时血小板无聚集功能,且散在分布,不出现聚集成团的现象。另外,用 EDTA 抗凝血制作的血涂片,血小板不聚集呈散在分布状态。

(4)血小板卫星现象:血小板围绕着中性粒细胞的现象,偶见于 EDTA 抗凝血,与患者血清内存在某种能与 EDTA 反应的因子有关。

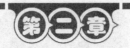

# 尿液检验

## 第一节  标本采集技术

### 一、标本种类和采集要求

为保证尿液分析结果的准确和可靠,正确留取尿液标本,使用合格的采集尿液容器是整个尿液分析程序中最基本的要求,是保证试验质量的先决条件。

#### (一)容器要求

采集尿液的容器应该为清洁、干燥、一次性使用、环保且便于降解和无害化处理的玻璃或塑料容器。或使用便于清洁、可消毒处理、干燥、无污染的重复性使用容器。具体要求参考以下几点。

(1)应有较大的开口,便于尿液采集,特别是能够方便女性患者顺利留取标本的容器。

(2)应有足够的容量。建议使用容量在 15 mL 以上,并能加盖密封的专用尿试管或尿杯。目前推荐使用 50~100 mL 的透明或半透明塑料杯用作采集尿液标本的容器,贴有专用标签用于记录患者姓名、性别、ID 号和留尿时间,并留有粘贴条形码位置,有密封的杯盖。

(3)中华医学会检验学会尿沉渣检查标准化建议:采集尿液容器应由不与尿液成分发生反应的惰性材料制成,洁净、防渗漏、一次性使用;容积应>50 mL;圆形开口的直径应>4.0 cm,具有较宽的底部;尽可能使用具有安全、易于开启的密闭装置,以保证标本运送安全(图 2-1)。

(4)最好是透明容器,有明显的刻度标识和最大容量的标识。

(5)用于细菌培养的尿标本容器,需要选择无菌容器,无菌容器应该在封口处标有:"消毒"或"STERILE"的字样(图 2-2)。使用前不能随意开启盖子。

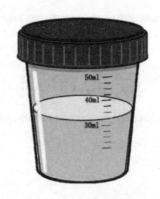

图 2-1　标准留尿容器

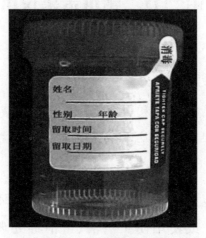

图 2-2　无菌留尿容器

## (二)采集方法

### 1.自然排尿法

适用于尿常规检查、细菌涂片检查和细胞学检查。晨尿和随机尿建议采集中段尿标本,以防止尿道口分泌物的污染;女性患者更易受阴道分泌物污染,还应注意避免在月经周期前后留取尿标本进行尿常规检查或尿有形成分分析,建议在月经干净后 3～5 天检查尿液。儿科患者特别是新生儿,可使用小型、特殊的专用小儿尿液采集袋。

### 2.导尿或穿刺法

对于自然排尿困难的患者或为了避免女性患者阴道分泌物的污染,可采用导尿管导尿或在耻骨上穿刺膀胱取尿。此操作应该由临床医师决定和实施。

### 3.定时定量尿液采集法

参考下面的具体要求。

(1)首次晨尿:采集清晨起床后的第一次尿液标本,此尿液为浓缩尿,最适合于尿液常规检查,如尿糖、尿蛋白、亚硝酸盐检查,因其在膀胱中停留的时间较长,标本浓缩、偏酸,有形成分保持比较完整,尿中的细胞、管型、细菌、结晶等有形产物检出率会较高,但需要立即送检和进行检验。同时也由于尿液在膀胱内潴留时间过长,从留取到送检再到检验的时间过程偏长,容易使部分有形成分发生形态改变和数量的减少,故有学者推荐使用第二次晨尿标本用于尿沉渣检查或尿常规检查。

(2)随机尿:随机尿标本是在任何需要的情况下,随时留取的尿标本。凡临床需要进行尿液检查时可随机留取,适用于门诊或急诊患者。但容易受饮食、饮水、药物、活动或时间的差异等多种因素影响,尿中的病理成分含量常不稳定,可能会使低含量或临界含量的某些成分漏检。但随机尿一般比较新鲜,对尿中有形成分的形态干扰最少,特别适用于对尿中红细胞形态的观察。

(3)3小时尿:采集上午3小时期间的尿液,用于定量分析1小时尿液中有形成分的排出率。可选择上午6~9时之间的尿液。上午6时排尿,弃去;然后将6~9时的尿液保留在容器中(9时留取最后一次尿液),全部送检。

(4)12小时或24小时尿:适用于Addis计数和尿中化学成分、激素等的定量检查。12小时尿一般要求采集晚8时至次日早8时的全部尿液标本,此期间应尽量减少饮水量,保持尿液呈浓缩状态。晚8时排尿一次,弃去,将膀胱清空,然后至次日早8时止(8时留取最后一次尿液),将留取的全部尿液存放干净干燥的容器内,全部送检。24小时尿一般要求留取上午7时到次日上午7时之间的尿液送检。可送全部尿量,也可将标本混合均匀,精确测量尿量和记录尿量,然后取其中约50 mL送检。具体情况根据各实验室要求略有不同。

(5)三杯尿:为判断和分析血尿或脓尿的发生部位,常常采用尿三杯试验方法。患者排尿时,将三个尿杯分别编号为"1、2、3",将最先排出的尿液盛于第1杯内,将中段尿盛于第2杯内,将最后排出的尿液盛于第3杯内,及时送检。

(6)培养用尿标本:留尿前先用清水清洗外阴,再用0.1%苯扎溴铵或0.5%络合碘等消毒尿道口后,在不间断排尿过程中,弃去前、后段尿液,以无菌容器接留中间段的尿液5~10 mL,立即用无菌容器盖将标本密封盖好,并尽快送检。试验室收到标本后需在2小时内接种。必要时可通过导尿或膀胱穿刺取样。作结核分枝杆菌培养时,可留取24小时尿或晨尿,取沉渣10~15 mL送检(连续送检3次)。

**二、尿液标本保存**

尿液检查一般需要新鲜尿标本,放置时间过久的尿液会使部分成分变性、降解、挥发、破坏、变形,影响检查的准确性。尿液化学物质和有形成分不稳定,排出后即开始发生物理和化学变化,如胆红素、尿胆原被氧化,抗坏血酸消失,细菌生长,尿素酵解生成氨使尿 pH 增高,尿液有形成分破坏,葡萄糖被细菌利用而减低。因此尿标本要尽快送检,最好不超过 2 小时,如不能及时送检或分析,必须采取保存措施,常用尿标本保存方法有两种。

### (一)冷藏法

冷藏可抑制微生物生长,维持尿液 pH 恒定,使尿中化学成分和有形成分基本不变,但 4 ℃ 条件下冷藏不得超过 8 小时。有时冷藏可导致磷酸盐和尿酸盐析出,形成沉淀,影响尿液有形成分检查,需要复温处理。尿培养标本不能及时送检必须冷藏保存。

### (二)化学防腐法

1.甲苯

当甲苯量足够时(一般用量为 1.0~2.0 mL 甲苯/100 mL 尿液),可在尿液表面形成一薄层,防止细菌污染,通常用于尿酮体、尿糖、尿蛋白质等测定前的标本保存。

2.甲醛

每 100 mL 尿液加 40% 甲醛 0.5 mL,可抑制细菌生长并固定尿中有形成分,适用于尿液中细胞与管型的测定标本的保存。

3.麝香草酚

0.1 g 麝香草酚/100 mL 尿液。用 10% 的麝香草酚异丙醇溶液可增加麝香草酚的溶解量,达到抑菌及保护代谢物的作用,适用于尿钾、钠、钙、氨基酸、糖、尿胆原、胆红素等测定前的标本保存。

4.浓盐酸

每 100 mL 尿标本中加入浓盐酸 1 mL 即可,使尿液 pH 维持在 2.0 左右。此标本主要用于尿 17-羟皮质类固醇、尿 17-酮类固醇、儿茶酚胺、尿香草基杏仁酸(VMA)等的定量测定尿标本的保存。

### 三、尿标本送检

标本采集后可指导患者或由医师、护士协助在样本杯标签填写如下内容:患者姓名、性别、年龄、尿样留取日期时间等内容。如果没有此条件,应该在化验单上标注标本留取日期和时间。对 12 小时或 24 小时等定量检查的尿标本,需由患者本人或医护人员在化验单上标注尿量(mL)。当使用 LIS 系统的情况下,应将系统生成的条形码平整的粘贴于样本容器上,或竖直贴于样本试管上,不要将条形码折叠或缠绕在试管上。不要污染条形码及在条形码上做任何标记(图 2-3)。

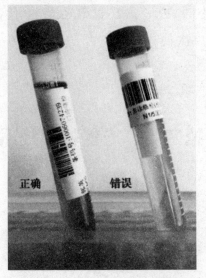

图 2-3　正确粘贴标本条码

送检时应该将医师开具的尿液检验申请单和标本粘贴在一起,即刻送检。一般门诊患者可由患者本人送检或家属协助送检,住院患者应该由住院医护人员或专职标本送检人员即刻将标本送到检验室。检验室接收到标本后应该在化验申请单上标注接收标本的时间,或在 LIS 系统上扫描条码来接受样本。

送检过程中,注意标本不要被阳光直接照射、不要被冷冻、不要被雨水淋湿,标本容器更不能被打破造成流失和污染,申请单和标本不能分离。非住院患者留取的尿标本最好能在 1 小时以内送到医院检查。

### 四、标本的消毒和处理

应在检验报告发出以后再行处理剩余试验标本。尿液试验样本保留与否,请参考本实验室相关规定。

实验室不可以将检查后的尿液标本随意处理,因其中可能含有细菌、病毒等传染性物质,容易污染环境和传染给他人。因此必须在尿液标本中加入 10 g/L 的过氧乙酸或漂白粉进行消毒处理后,才能排放到下水道中。具体做法是,可以在一个大容器(如塑料桶、陶瓷水池等)中预先加入 10 g/L 的过氧乙酸 100 mL 或适量的漂白粉,然后将每次测定完毕的尿液标本倾倒于容器内,混合消毒时间应大于 1 小时,然后进行排放。如果医院建有统一的医疗废液处理中心,可通过专用管道将尿液或其他体液标本传送至中心统一处理。

所用一次性试管、玻片、一次性定量计数板等应该统一存放在标有污染物的容器中,经高压灭菌处理后弃去或使用高温焚化处理。非一次性使用器械、试管、计数板等需经 70％乙醇液浸泡,或经 30～50 g/L 漂白粉液浸泡处理,也可用 10 g/L 次氯酸钠浸泡 2 小时,或 5 g/L 过氧乙酸浸泡 30～60 分钟,再用清水冲洗干净,擦拭和干燥后备再次使用。

# 第二节　一般检验技术

尿液一般检查也称尿常规检查,或称为尿液分析,一般应包括理学检查、化学检查和显微镜检查三部分。

## 一、理学检查

### (一)尿量

尿量一般指 24 小时内排出体外的尿液总量,在某些情况下也指每小时排出体外的尿量。尿量的多少主要取决于肾脏生成尿液的能力和肾脏的浓缩与稀释功能。完整采集患者 24 小时内全部尿液,用刻度容量筒或量杯测定尿液总量,称为 24 小时尿量或简称为尿量。试验无需试剂,如需要留取 24 小时尿液标本后进行其他相关试验,可按试验要求,添加相关试验所需的防腐剂。24 小时尿量测定一般有直接测量法和分段测量法两种方法。

1.检验方法学

(1)直接测量法原理、器材和试剂,以及操作具体如下。

1)原理:用量筒直接测量患者留在容器内的全部 24 小时尿量。

2)器材和试剂:①大容量洁净容器;②100 mL、500 mL 或 1000 mL 量筒。

3)操作:①用大容量洁净容器采集患者 24 小时内全部尿液。②选用适当的量筒测量患者尿液尿量,可分次测量,并将分次测量的结果相加得到 24 小时尿液总量。③将尿液倒入量筒内,在尿液凹面与量筒刻度线相切处水平位置读取结果。当尿液总量处于参考范围时,读取结果应达到 10 mL 精度;当患者尿液总量处于少尿或无尿状态时,应该使用 100 mL 或以下精度的量筒,其报告结果应该达到 1 mL 的精度。

(2)分段测量法原理、器材和试剂,以及操作具体如下。

1)原理:量取患者 24 小时内每次排出的尿液总量,得出患者 24 小时内排出尿液的总量。

2)器材和试剂:①大容量洁净容器;②100 mL、500 mL 或 1000 mL 量筒。

3)操作:①患者在 24 小时内排出的任何一次尿液均需测量和记录结果。②选用适当的量筒测量患者每次排出的尿液尿量。③将尿液倒入量筒内,在尿液凹面与量筒刻度线相切处水平位置读取结果,精度要求同直接测量法。④将每次测量结果相加得到 24 小时尿液排出总量。

**2.方法学评价**

(1)灵敏度和特异性。①直接测量法:准确性较好,可在需要 24 小时尿标本进行相关试验时同时进行。需要准备较大容器,采集所有 24 小时内排出的尿液,需适当添加防腐剂,否则尿液易出现变质,呈恶臭味。②分段测量法:因需要多次测量,误差较大,容易漏测。无需准备大容器,可做到随留取随测定。此外还有计时法,测定每小时内患者排出的尿量,或数小时内排出的尿量,计算出每小时尿量。操作方法同上述测量法。常用于危重患者排尿量的观察。

(2)干扰因素。①标本因素:必须准确、按时采集尿液标本。尿量的采集时间应该准确,如当日早 7 时排空膀胱中的尿液并弃去,然后开始采集随后排出的所有尿标本,到次日早 7 时要求患者排出最后一次全部尿液,采集后送检。任何一次排尿均不得遗失掉或漏测。②食物因素:应嘱患者按正常条件饮食和饮水。③器材和试剂因素:使用符合标准的容器和量筒。

**3.质量控制**

必须使用合格的标准量筒或有精确刻度的液体容量测量器具。量具上应该有清晰可见的刻度。1000 mL 量筒应有精确到 10 mL 的刻度,100 mL 量筒应有精确到 1 mL 的刻度。测量时应将量具放在水平的台面上。24 小时尿量的测量误差应<20 mL。

观察和分析尿量变化还应考虑这些因素:肾小球滤过率、肾小管重吸收和浓缩与稀释功能;外界因素的影响如每日饮水量、食物种类、周围环境湿度和温度因素、排汗量、年龄、运动量和精神因素等。

**4.参考值**

成人:1000～2000 mL/24 h。1～6 岁儿童:300～1000 mL/24 h。7～12 岁儿童:500～1500 mL/24 h,小儿按公斤体重计算较成人多 3～4 倍。

**5.临床意义**

(1)多尿:当 24 小时尿量多于 2500 mL 时称为多尿。可因水摄入过多、抗利尿激素(antidiuretic hormone,ADH)分泌不足或肾小管对 ADH 反应性减低及溶质性利尿所致。常见于尿崩症、糖尿病、急性肾衰竭多尿期等。

(2)少尿:当 24 小时尿量少于 400 mL 或每小时尿量持续少于 17 mL 时称为少尿。

1)肾前性少尿:各种原因所致的休克、严重脱水、心力衰竭等。

2)肾性少尿:急性肾小球肾炎、尿毒症、急性肾小管坏死、肾皮质或髓质坏死等。

3)肾后性少尿:肿瘤、结石、尿路狭窄等原因导致的尿路梗阻。

4)假性少尿:前列腺肥大或神经源性膀胱导致的尿潴留。

(3)无尿:当 24 小时尿量少于 100 mL 时称为无尿,原因同少尿,程度更严重。

**(二)尿液颜色和透明度**

尿液颜色与尿色素、尿胆素、尿胆原及尿卟啉有关,还与饮水、食物、药物及尿液的浓缩程度有关。

尿液透明度或混浊情况的程度,与尿液中所含混悬物质的类别和量有关,通过观察尿色和透明度可初步了解尿中所含物质情况。

1.检验方法学

(1)原理:肉眼观察,根据尿液颜色、透明或混浊情况进行描述,初步判断尿液外观正常与否。

(2)器材和试剂:100 mL 玻璃量筒或透明尿试管。

(3)操作:①将尿液放入量筒内或采集在透明尿试管内。②在自然光条件下肉眼观察结果。③直接描述尿液的颜色,如淡黄色、黄色、深黄色、棕黄色、淡红色、红色,棕色或浓茶色、乳白色等。④直接描述尿液的透明度,可分为清晰透明、轻度混浊(雾状)、混浊(云状)和明显混浊四种表达方法,如有块状凝固物或沉淀物应予以描述和报告。

2.方法学评价

(1)灵敏度和特异性:因采用人工目视观察的鉴别方式,因此受操作者的主观因素影响较大,表达方式和一致性都有影响,临床应用上也受到一定的影响。而特殊颜色如"血尿""棕色尿""乳白色尿"等外观特点明显的尿标本,对临床诊断很有帮助。

(2)干扰因素。①标本因素:应使用新鲜尿液进行尿液颜色和透明度的观察。若尿液放置时间过长,会有盐类析出,影响对尿液颜色和透明度的观察。时间过长还会使尿胆原转变为尿胆素、细菌增殖、尿液腐败、尿酸分解产生氨,造成尿液颜色加深、浊度增高。②药物因素:某些药物可对尿液的颜色产生影响。③器材和试剂因素:应将标本放置在无色透明容器内观察。某些型号的尿液分析仪具有初步判断尿液颜色的功能,它以白色对照色块做本底,根据白色色块浸入尿液后颜色的改变,导致反射光强度的改变来推算尿液的颜色变化,给出初步的尿液颜色报告。因此有必要统一尿液分析仪在判读尿液颜色和透明度方面的一致性和报告标准。在某些情况下仪器判断会有一定误差,最终仍需以人工判断复核后的尿色结果为依据。④人为因素:试验主要依靠人眼来辨别颜色,因此要求检验者具有良好的辨色能力,但仍会在不同的操作者之间有一定的差距。尿色的改变与尿液的酸碱度、温度和尿中某些盐类结晶的影响,且与饮食、饮水、药物、排泄等诸多因素密切相关,因此每次排出的尿色和浊度之间都会有一定差距,临床上应用时应考虑这些因素。

3.质量保证

需要对操作者进行培训,统一操作者判断尿液颜色和透明度的认知能力,或定期组织操作者对有异常颜色改变的尿液标本进行统一观摩学习、统一报告方式。对有判断尿液颜色和浊度功能的尿液分析仪器进行校准和质控。防止尿液标本被外界因素污染。

尿液颜色标准比色板法:尿液颜色多以黄色为主,一般从淡黄色到深黄色不等。国外已经出现黄色尿液颜色比色板,色差一般定为 8 个级别。将尿标本与标准黄色尿色板对照,可得到黄色尿液的各个级别结果,使结果有一定的可比性。

4.参考值

正常尿液呈淡黄色或黄色,颜色深浅与饮水量有关。正常尿液应呈清晰透明样。

5.临床意义

(1)无色:多见于尿崩症、糖尿病。

(2)深黄色尿:称为胆红素尿,多见于梗阻性黄疸及肝细胞性黄疸。

(3)淡红色或红色尿:每升尿液中含血量>1 mL 时尿液呈淡红色、洗肉水样或血红色,称为肉眼血尿。见于肾或泌尿系统结石、肿瘤、外伤、重症肾小球疾病、肾盂肾炎、膀胱炎、肾结核、多囊肾、血小板减少性紫癜及血友病患者。剧烈运动后可偶然出现一过性血尿。

(4)棕色或深棕色尿。①血红蛋白尿:血管内溶血,尿液外观可呈棕色-深棕色,或呈浓茶色或酱油色,透明状。见于阵发性睡眠性血红蛋白尿症、蚕豆病、血型不符导致的输血反应等溶血性疾病。②肌红蛋白尿:肌细胞因各种原因发生坏死或破裂,导致尿中排出肌红蛋白量增加。见于挤压综合征、缺血性肌坏死、先天性肌细胞磷酸化酶缺陷症等。正常人剧烈运动后可偶见肌红蛋白尿。

(5)白色或乳白色:乳糜尿、脓尿、菌尿及含盐类结晶的尿可呈乳白色。

1)乳糜尿:乳糜液或淋巴液进入尿液,使尿液颜色呈现乳白色。乳糜尿需通过乳糜试验进行鉴定。若乳糜尿中同时含有较多的血液,称为血性乳糜尿。乳糜尿常见于丝虫病、腹腔或淋巴管结核、肿瘤压迫胸导管和腹腔淋巴管导致淋巴管破裂,淋巴液溢入尿中。

2)脓尿:尿中含有大量脓细胞或炎性渗出物,新鲜尿液可呈白色混浊,加酸或加热混浊不会消失,静置后会出现絮状沉淀。多见于肾盂肾炎、膀胱炎、尿道炎等泌尿系统的感染性疾病。

3)菌尿:新鲜尿中含有大量细菌并出现云雾状混浊,加酸或加热混浊不会消失,静置后不出现沉淀。常见于肾盂肾炎、膀胱炎、尿道炎等泌尿系统的感染性疾病。

4)盐类结晶:在生理情况下尿液出现混浊可由盐类结晶引起。尿中含有较多的盐类结晶可使尿液呈现灰白色或白色混浊,其主要成分有磷酸盐结晶和碳酸盐结晶,尿液多呈碱性,与过多食用植物性食物有关。加热后混浊增加,再加酸,如混浊消失并产生气泡为碳酸盐结晶,如混浊消失且无气泡产生多为磷酸盐结晶,如混浊增加则为菌尿或脓尿。如果是在酸性尿遇冷时出现淡红色混浊并沉淀析出,多为尿酸盐结晶,此情况下将尿液加热至60℃,混浊可消失。

### (三)尿液比密

尿液在4℃时与同体积纯水重量之比称尿比密或尿比重(specific gravity, SG)。尿比密是尿液中所含溶质浓度的指标,可相对指示肾脏的浓缩和稀释功能。尿中可溶性固体物质主要有尿素、肌酐、氯化钠,尿素和肌酐是蛋白质的代谢产物,氯化钠代表尿中含盐量。因此在生理情况下尿比密与尿液中排出的水分、盐类和有机物含量有关;在病理情况下还与尿中蛋白、糖和有形成分的排出量有关。

1.检验方法学

(1)比密计法(浮标法)原理、器材和试剂,以及操作具体如下。

1)原理:尿液与同体积的纯水在4℃条件下的重量之比为尿比密。尿液所含溶质越多则尿比密越高,对浮标的浮力就越大,浸入尿中的尿比密计浮标则会增高;相反则会减低。

2)器材和试剂:尿比密计,100 mL量筒,一次性吸管,镊子。

3)操作:①100 mL新鲜尿液倒入100 mL量筒中,倾倒过程中尽量避免出现过多的泡沫,如有泡沫可用一次性吸管将其吸掉。将量筒竖立于试验台上。②将尿比密计轻轻放入量筒内,轻轻捻转,使其悬浮于尿液中央。③比密计漂浮稳定后,在光亮处读取尿液凹面与比密计相切处的刻度。如比密计贴靠量筒边缘,可用镊子将其调整到量筒中心部位。

(2)折射计法原理、器材和试剂,以及操作具体如下。

1)原理:入射角为90°的光线进入另一介质时,被折射的角度称为临界角,在终端观察时,依折射临界角的大小,可见明暗视物的改变,进而求出相对折射率。折射率与溶液的密度有关,密度越高则折射率越高。

可用已知比密的系列标准液,在折射计上测出折射率,绘制折射率-比密关系曲线,建立折射率、比密的经验关系式,计算出对应值,刻置在目镜适当位置上,即可用作测量尿液比密。已经有多种型号的商品化尿比密折射计出售。

2)器材和试剂:折射计,一次性吸管,吸水纸。

3)操作:①用一次性吸管吸取尿液少许,掀开折射计的样品盖板,在盖板下滴加尿液1~2滴。②盖好样品盖板,尽量使标本间不出现气泡。③手持折射计手柄部位,使光线垂直面对光线射入区(自然光线或白荧光灯管)呈90°。(如使用自带光源的折射计,可自行调节角度和光线明暗度,以达到最佳观察效果为好)。④从目镜处观察镜内刻度,明暗交接处为该标本的比密值。⑤测定完毕后,用柔软吸水纸将盖板下的尿液标本擦拭干净。

2.方法学评价

(1)灵敏度和特异性:比密计法是尿液比密的直接测定法,操作条件和方法相对简便易行。但目视观察比密计刻度,容易产生0.001~0.002的误差。折射计法被美国临床检验标准委员会(NCCLS)推荐为参考方法,同时也是中国临床检验标准化委员会(CCCLS)推荐的参考方法。该方法具有标本用量少,操作简便,在15~37 ℃温度下自动进行温度补偿的优点,其灵敏度和精密度高于比密计法。

(2)干扰因素。①标本因素,比密计法:尿量过少时比密计漂浮不起来,影响测定结果。过多的盐类结晶出现将影响尿比密测定,可放37 ℃水浴待其溶解后重新测定。尿比密计上标注有测量温度,如测量温度与标注温度不一致时,每增高3 ℃应将测定结果增加0.001,每减低3 ℃应将测定结果减低0.001。②食物因素:过量饮水或使用利尿剂,可减低尿比密。③药物因素:折射计法受尿液中高浓度蛋白质和葡萄糖的影响,若尿中含有大量蛋白或葡萄糖可影响尿比密测定的精确性。当葡萄糖每增加 10 g/L 时,应将尿比密测定结果减去 0.004;当蛋白质浓度每增加 10 g/L 时,应将尿比密测定结果减去 0.003。④器材和试剂因素:比密计法,应该使用经校正的比密计。折射计法,①滴入尿液标本时不可有气泡。②每次使用前应使用纯净水校准零点,如不在零点处,应通过校正口进行零点校正。③如观察者视力或焦距问题,观察模糊,可旋转调节调焦螺旋,可使观察刻度清晰。⑤其他方法:尿比密测定还有很多方法,如干化学法、称重法、液滴下落法、超声波法,但因操作复杂,不宜常规使用,而干化学法仅限于常规筛查使用。

3.质量保证

(1)比密计法:尿比密计需要经过校正后使用。尿量充足以保持比密计能漂浮在液面中心部位,避免贴壁。测定过程中应尽量减少尿中气泡对读取比密值的影响。

(2)折射计法:比密计需要定期进行校正,应用去离子水(SG＝1.000)和已知的标准溶液进行校正,如 0.513 mol/L 的 NaCl 溶液,SG＝1.015;0.856 mmol/L 的 NaCl 溶液,SG＝1.022;0.263 mol/L 的蔗糖溶液,SG＝1.034。每次常规测定后应使用去离子水和软纸巾擦拭盖板下滴入标本的部位,使其保持洁净。测定结果通常低于比密计法约 0.002。测定室温对此方法比较敏感,若实验室的室温超出 15～38 ℃限制范围,需进行稳定补偿调校。每次常规测定后应使用去离子水和软纸巾擦拭盖板下光学镜片的部位,使其保持洁净。

(3)干化学法:参考尿液干化学分析内容。该方法因操作简便、易于实现自动化操作,已经广为使用。但其精密度和准确性略差,仅限于过筛试验。为达到精确测量尿比密的目的,推荐使用折射计或尿比密计法。

4.参考值

成人晨尿:1.015～1.025。随机尿:1.003～1.030。新生儿尿:1.002～1.004。

5.临床意义

(1)增高:尿量少而比密增加,常见于急性肾炎、高热、心功能不全、脱水等。尿量多而比密增加常见于糖尿病。

(2)减低:常见于慢性肾小球肾炎、肾功能不全、间质性肾炎、肾衰竭影响尿液浓缩功能、尿崩症等。

(3)固定:当多次测量(折射计或比密计法)尿比密总固定在 1.010 左右的低比密状态时,称为等渗尿,提示肾实质严重损害。

**(四)尿渗量测定**

尿渗量也称为尿渗透压,是反应溶解在尿液中的具有渗透作用的溶质颗粒(分子或离子)数量的一种指标,是表示肾脏排泄到尿液中所有溶质颗粒的总数量。尿渗量主要与尿中溶质颗粒数量、电荷有关,而与颗粒大小关系不大,除了高浓度的尿糖和蛋白质以外,电解质和尿素在尿渗量变化中是起决定作用的溶质。尿渗量测定能够较好的反应肾脏对溶质和水的相对排出速度,更加确切的反应肾脏浓缩和稀释功能,因此是评价肾脏浓缩功能较好的指标。

临床上有以尿比密的后两位数字乘以40的换算值作为尿渗量参考的方法,也有用折射计测定尿液折射率后查表求得尿比密的方法,但精确性较差。目前尿渗量测定方法很多,主要有蒸气减低法、沸点增高法和冰点减低法,而冰点减低法是临床实验室常用方法。

1.检验方法学

冰点减低法。

(1)原理:根据溶液冰点下降(由液体转换到固体状态)的原理计算出尿渗量,冰点是指呈固相和液相处于相对平衡状态时的温度。由于1个渗量(osmolarity,Osm)的溶液可使1 kg纯水的冰点下降1.858 ℃,因此尿渗量的计算公式为:

$$Osm/(kg \cdot H_2O)=尿液冰点下降温度(℃)\div 1.858$$

(2)器材和试剂:冰点渗透量测定仪、配套的加样器、标准渗量溶液和高纯水。

(3)操作:①仔细阅读仪器说明和操作步骤,严格按照仪器操作步骤进行操作或按照试验室内SOP文件操作。②打开仪器后需等待仪器稳定和通过自检过程。首先用高纯水进行测量,调整好零点。再使用仪器配备的(或商品化的)标准渗量溶液(一般应含有高、中、低三个浓度)各测定一次,按照已知的标准溶液毫渗量对仪器定标,使仪器处于最佳工作状态。③尿标本处理:新鲜尿标本必须采集于清洁干燥容器内,不需添加防腐剂;用高速离心(2000~2500 r/min)法除去标本中不溶解的颗粒成分;尿中出现盐类沉淀时,应将其加温或加酸进行溶解。④按照操作步骤,使用加样器向仪器内加入尿液标本,仪器自动对尿液标本进行测定,读取尿渗量结果。

2.方法学评价

(1)灵敏度和特异性:尿渗量和尿比密测定都可用于反应尿中溶质的含量,虽然尿比密测定比尿渗量测定简便易行,重复性好,成本低廉,但是尿比密测定容易受溶质性质的影响,如尿蛋白和葡萄糖等大分子物质及尿中细胞增多等,均可导致尿比密增高;折射计法虽然可测定比密、折射率、渗量和总固体量,但尿渗量与折射率仅在正常或基本正常尿样本中有较好的相关(r=0.97),故推荐用于临床尿渗量测定。而冰点减低法尿渗量测定主要和尿中溶质的颗粒数量和电荷有关,受大分子的蛋白质、葡萄糖和细胞影响很小,因此在评价肾脏浓缩和稀释功能方面更加优于尿比密测定换算法。其测定的灵敏度和所使用的方法及仪器性能有关。

(2)干扰因素。①标本因素:待测的尿液标本必须新鲜,并使用干燥清洁的一次性容器留取,并不能添加任何防腐剂。如果不能立即测定的标本必须存放在冰箱内保存,测定前需要将其复温。标本中若有混浊或有不溶性颗粒出现,应使用高速离心法除去这些不溶物质。尿中若有盐类沉淀物,特别是冰箱保存的标本中出现结晶,应使其完全复温并溶解后测定,而这些盐类结晶是不可以除去的成分。②食物因素 24 小时内尿渗量变化非常大,并与饮水和人体排出的水分有关,应当连续观察并且记录每次尿量采集的时间和排出的尿量,以便计算每小时或每分钟排尿量。③器材和试剂因素:操作仪器时必须符合相应仪器要求的操作步骤。测定过程必须与调整零点、定标时的条件相一致,包括测量使用的样本杯、加样器、标本用量等。非全自动型仪器,需要注意及时清洗进样测定区,防止上一个样本对后一个样本的交叉污染和干扰。冰点减低法还受环境温度干扰,对仪器的状态进行严格检查,样品加量要准确,特别是冷却池不冻液的水平状态。测试探针应位于测试样品的中央,避免震动引起探针的搅动幅度太大。

3.质量保证

测定前必须使用标准渗量溶液进行定标测定,可购买商品化产品,也可配制相应渗量的氯化钠标化溶液。

正常人尿渗量和尿比密变化状态基本一致,相互参照可作为保证结果的手段之一,例如可用尿比密的后两位数字乘以 40 的换算值作为接近尿渗量值的简单替代方法,适用于没有尿渗量测定仪的单位参考使用。但病理情况时可有出入,当尿中排出大量氯化铵、尿素时,其尿渗量很高,但尿比密增高不明显,可呈等张尿,此时单用尿比密测定,易引起肾小管功能不好的错误诊断,应引起注意。

尿渗量增高程度大于试带法测定尿比密的结果,可考虑主要是尿素、肌酐、葡萄糖等小分子物质增加所致;尿试带法比密结果增高程度大于尿渗量,则可考虑主要为氯化钠及其他盐类增加所致。折射计法和比密计法比密结果增高程度大于试带法时则可考虑的影响因素有尿蛋白、尿糖和尿素等。

4.参考值

成人尿渗量:600～1000 mOsm/(kg・$H_2O$)。成人尿渗量波动范围:40～1400 mOsm/(kg・$H_2O$)。正常禁水 12 小时后:＞800 mOsm/(kg・$H_2O$)。

5.临床意义

尿渗量测定主要用于肾脏浓缩和稀释功能的评价。

(1)减低:多见于肾小球肾炎伴有肾小管和肾间质病变;尿渗量＜300 mOsm/(kg・$H_2O$)时多见于肾脏浓缩功能不全。

(2)显著减低:见于肾小管、肾间质结构和功能受损所致的肾脏浓缩功能障碍患者。慢性肾盂肾炎、多囊肾、阻塞性肾病等;慢性间质性肾病患者,尿渗量/血清(血浆)渗量比可明显减低;急性肾小管功能障碍时,尿渗量减低,尿/血清(血浆)渗量比值等于或小于1。

(3)冰点渗透压计:可同时测定血清(血浆)渗量,并配合尿渗量结果共同用于肾脏浓缩和稀释功能的评价。自由水清除率测定就是应用尿和血清(血浆)渗量结果计算得到,并被认为是较理想的肾脏浓缩功能试验。急性肾衰竭早期,自由水清除率趋于零,而且先于临床症状出现前 2～3 天,被认为是判断急性肾衰竭的早期指标,其大小变化可反映肾脏功能恢复或恶化的程度。自由水清除率还可作为观察严重创伤、大手术后低血压、少尿、休克患者髓质功能损害程度的一项指标,肾移植术后若其接近于零,说明出现早期排异反应。

## 二、化学检查

尿液化学检查可分为湿化学法和干化学试纸法,湿化学法一般为传统检查方法,现在并不经常使用。但是当干化学试纸法因某些因素产生干扰时,某些检查干化学法出现局限性时,这些湿化学法是可选用的替代方法,甚至是确认方法。本节主要介绍湿化学分析法。

### (一)尿液酸碱度测定

尿液酸碱度是反映肾脏调节机体内环境体液酸碱平衡的重要指标之一。尿液酸碱度也是指尿中所有能解离的氢离子浓度,通常用氢离子浓度的负对数 pH 来表达。

1.检验方法学

广泛 pH 试纸法。

(1)原理:广泛 pH 试纸的反应原理是基于 pH 指示剂法。广泛 pH 分析试纸中含有甲基红[pH 4.2(红)～6.2(黄)],溴甲酚绿[pH 3.6(黄)～5.4(绿)]和百里酚蓝[pH 6.7(黄)～7.5(蓝)]三种酸碱指示剂,这些混合的酸碱指示剂适量配合可以反映出 pH 4.5～9.0 的变色范围。

(2)器材和试剂:广泛 pH 试纸和配套的比色板,100 mL 玻璃量筒或尿试管。

(3)操作:取广泛 pH 试纸一条,浸入尿液中约 1/2～2/3 处。约 1 秒钟后取出,贴近比色板,在自然光条件下和标准配套比色板比色,与比色板最接近处颜色标示的数值即为该尿液的 pH。

2.方法学评价

(1)灵敏度和特异性:操作简便,可目测检查,一般用于粗略的液体酸碱度测定,是尿常规检查中 pH 测定的惯用方法。灵敏度以 pH 0.5 为一个梯度,显色范围从棕红色至深黑色。如需更精确的尿 pH 测定,还可使用精密 pH 试纸法;有条件时还可使用 pH 计法(电极法)或滴定法测量尿液酸碱度。

(2)干扰因素。①标本因素:应该使用新鲜尿液标本,陈旧尿标本可使尿液呈碱性改变;也可因细菌和酵母菌使尿中葡萄糖降解为酸和乙醇,减低 pH。②食物因素:尿液酸碱度变化与食物有关,以肉食类为主者尿液可偏酸性,素食者尿液多偏碱性。进餐后可使尿 pH 增高。③药物因素:应用氯化铵、氯化钙、氯化钾类药物可使尿液呈现酸性改变,而使用利尿剂、小苏打、碳酸钾、枸橼酸钠、酵母制剂等可使尿液呈现碱性改变。试验还易受黄疸尿、血尿等特殊颜色尿液的干扰,使结果准确性受到一定影响。④器材和试剂因素:每次使用只需取出 1 条试纸条,余下的试纸条应尽快储藏在密封、避光、干燥的环境下。试纸受潮或过期使用,可导致错误的结果。③所用比色板应该与同批号的试纸条保持一致。

其他尿液 pH 测定法还有尿干化学试带法、pH 计法和指示剂滴定法等。pH 计法精密度和准确性更好,但需要专用设备,不适宜常规应用;指示剂滴定法因操作繁杂、费时也不适宜常规应用;而目前在尿常规检验中经常使用的干化学试带法,具有方便快速等特点,但也易受各种理化因素影响,具体情况参考本节(九)中的相关内容。

3.质量保证

尿标本必须新鲜,陈旧尿标本可因尿中 $CO_2$ 的挥发或细菌生长繁殖使 pH 增高,但也可因细菌和酵母菌的作用,使尿中葡萄糖降解为乙酸和乙醇而造成尿 pH 减低。

各种方法其测定原理不同,需要关注的影响因素也不同。①干化学试带法能满足一般临床上对生理和病理性尿 pH 的变化的监测,但应该注意尿试带的有效期,试带无受潮和被污染变质。干化学试带法其测定精度不足,而且以每 0.5～1 一个梯度单位的格式反映 pH 结果。②滴定法所用氢氧化物溶液必须标准,需经常新鲜配制,若放置时间较长可因吸收空气中 $CO_2$ 而影响滴定的准确性。③pH 计法应经常进行校准,确保仪器工作状态稳定。

充分了解饮水饮食情况,以及临床用药情况对尿 pH 测定结果的影响。

4.参考值

新鲜尿 pH 在 5.5～6.5,平均值 6.0;随机尿 pH 浮动范围为 4.5～8.0。

5.临床意义

正常情况下尿液酸碱度可有较大的生理性变化,也可因各种病理因素发生相应改变。

(1)病理性酸性尿:多见于酸中毒、高热、脱水、痛风等患者。低钾性代谢性碱中毒患者排酸性尿是其特征之一。

(2)病理性碱性尿:见于碱中毒、尿潴留、膀胱炎、呕吐、肾小管酸中毒(Ⅰ、Ⅱ、Ⅲ型)等患者。

(3)用于药物干预:溶血反应时,口服碳酸氢钠以碱化尿液,可促进溶解及排泄血红蛋白;为促进酸性药物中毒时从尿中排泄,有利于氨基苷类、头孢菌素类、大环内酯类、氯霉素等抗生素治疗泌尿系统感染。用氯化铵酸化尿液可促进碱性药物中毒时从尿液中排泄,有利于四环素类、异唑类半合成青霉素和呋喃妥因治疗泌尿系统感染。

### (二)尿蛋白定性试验

尿液蛋白质检查是尿液化学成分检查中的重要内容,也是尿常规检查中的重要组成之一。由于蛋白质的肾小管最大重吸收率非常低,因此一旦肾小球滤过增加,就使肾小管蛋白质重吸收达到饱和,从而形成蛋白尿。

检查蛋白尿的方法非常多,如传统的加热乙酸法和磺基水杨酸法,还有非常广泛使用的干化学试带法;也有不作常规使用但可对尿蛋白进行定量分析的双缩脲比色法、考马斯亮蓝和丽春红 S 染色法,免疫法等许多方法。磺基水杨酸法在尿蛋白定性检查方面具有高敏感性、操作简便和应用广泛等特点。

1.检验方法学

磺基水杨酸法。

(1)原理:磺基水杨酸为生物碱试剂,在略低于蛋白质等电点的酸性条件下,其酸根阴离子可与蛋白质氨基酸阳离子结合,生成不溶性蛋白盐而呈现浊度变化或出现沉淀。通过肉眼观察浊度改变或沉淀的情况和程度,判断尿蛋白质的大致含量。

(2)器材和试剂:8 mm×75 mm 玻璃小试管、200 g/L 磺基水杨酸溶液。

(3)操作:取 2 支试管,每支试管内加入待检新鲜尿液约 3 mL,在其中一支试管尿液的表面滴加 200 g/L 磺基水杨酸溶液 2～3 滴,轻轻摇动,另一支不加试剂作对照观察。在黑色背景下观察结果。

2.方法学评价

(1)灵敏度和特异性:操作简便、试剂配制简便易得、价格低廉;操作简便,反应灵敏,显示结果直观、快速。敏感度在 0.05～0.1 g/L,含量低的蛋白质可能检测不到,因而具有一定的假阴性。能与尿中的清蛋白、球蛋白、糖蛋白、本周蛋白发生反应,因而特异性较差。此方法被 NCCLS 定为干化学法检查尿蛋白的参考方法,并被推荐为检查尿蛋白的确证试验方法。

(2)干扰因素。①标本因素:若尿液混浊,应先离心后用上清液作定性试验。强碱性尿应滴加少量冰醋酸调整其 pH 至 5.0 后再行测定。尿中含有高浓度尿酸或草酸盐时,可导致假阳性结果,应加热使其消失后再行测定。②饮食因素:进食过多富含蛋白质食物时,尿中可偶然出现蛋白尿。③药物因素:大剂量使用某些药物,如青霉素钾盐、复方磺胺甲基异    唑、对氨基水杨酸,使用有机碘造影剂(如胆影葡胺、泛影葡胺)等均可导致尿蛋白试验阳性结果。输入成分血浆、清蛋白、蛋白制剂等也会在尿中偶然检查出蛋白质。④器材和试剂因素:因采用人工判读结果的方式,故在不同操作者间会有一定的判断差异。

3.质量保证

尿液常规检查应该留取新鲜尿标本并及时送检。晨尿标本比较浓缩,化学成分等浓缩程度较高,有利于蛋白质等成分的检查。但也有人指出夜间 8 小时尿液在膀胱中停留时间过长,硝酸盐和葡萄糖等成分的分解,不利于检出在酸性条件下易于变质的物质和化学成分,因此推荐第二次晨尿标本,这样可减少标本在膀胱中潴留和排出后在室温条件下放置时间过长造成细菌生长、蛋白质分解、葡萄糖分解等问题。此外,餐后 2 小时尿有利于检出尿蛋白,因为进餐后胃肠道的负载加重,减低了尿蛋白和尿糖的肾阈值的因素。

分析中需制定严格的操作规程,严格掌握尿液用量和试剂用量,制定不同浓度蛋白含量的判断标准,统一操作者间的判读标准。

分析后需要了解患者各种与试验相关的影响因素。如生理性蛋白尿多由于剧烈运动、寒冷刺激、精神紧张、过度兴奋等因素引起,可出现暂时性尿蛋白阳性,2～3天后可自然消失。偶然性蛋白尿还可出现于尿标本受白带、月经、精液、前列腺液污染造成假阳性反应。

**4.参考值**

阴性。

**5.临床意义**

(1)生理性蛋白尿:因剧烈运动、发热、紧张等应激状态导致的一过性蛋白尿,泌尿系统无器质性病变,也称功能性蛋白尿。

(2)体位性蛋白尿:处于直立状态时出现,卧位时消失,也称直立性蛋白尿。见于瘦高体型青少年,可能于直立时肾移位及前凸的脊柱压迫肾静脉导致肾淤血和淋巴液回流受阻有关。此类患者应注意复查和排除其他病因。

(3)病理性蛋白尿:见于各种肾脏及肾外疾病所致的肾小球性蛋白尿、肾小管性蛋白尿、混合性蛋白尿、组织性蛋白尿、溢出性蛋白尿等。如各种急慢性肾炎、肾病综合征、肾盂肾炎、肾移植排异反应、重金属中毒和某些药物反应、糖尿病肾病、狼疮性肾病晚期、多发性骨髓瘤、巨球蛋白血症、高血压、系统性红斑狼疮、妊娠期高血压疾病、血红蛋白尿或肌红蛋白尿等。

### (三)尿葡萄糖定性试验

生理情况下尽管肾小球滤出的葡萄糖浓度几乎与血浆相同,但肾小管有很强的重吸收功能,葡萄糖可被全部重吸收回到血液中,因此正常人尿中几乎不含有葡萄糖,用常规检查法不能测定出来,尿糖定性试验为阴性。

尿糖一般指葡萄糖,是尿中最主要的糖,但偶然也可见乳糖、半乳糖、果糖和戊糖等。尿糖定性试验主要是针对尿中葡萄糖的定性试验,有传统的、经典的班氏法和目前流行的干化学试带法,以及用于基础研究和科研的薄层层析法。

**1.检验方法学**

班氏尿糖定性法。

(1)原理:含有醛基的葡萄糖在高热及碱性溶液中能将班氏试剂溶液中蓝色的硫酸铜(二价)还原为黄色的氢氧化亚铜(一价),进而形成砖红色的氧化亚铜($Cu_2O$)沉淀。

(2)器材和试剂:13 mm×100 mm 玻璃试管一支、2 mL 吸管、试管夹、试管架、一次性滴管、酒精灯。班氏定性液:含硫酸铜,枸橼酸钠和无水碳酸钠,外观为蓝色透明液体。

(3)操作:①用 2 mL 吸管吸取 1.0 mL 班氏定性液,加于试管内。②用试管夹夹紧试管并在酒精灯上加热煮沸,若不出现颜色变化,可进行下一步。有颜色改变则说明试剂有问题,需更换试剂。③待试剂冷却后,加入尿液 0.1 mL(约 2 滴),混合均匀,再次在酒精灯上加热煮沸。加热过程也可采用隔水加热法(将烧杯内放半杯水,用电炉或煤气烧开,用试管夹夹住试管,将含有试剂部分全部浸入到沸腾的水面下,待试管内的试剂沸腾即可)。④将试管放于试管架上,待冷却后观察结果。⑤结果判断。

**2.方法学评价**

(1)灵敏度和特异性:该方法是经典的尿糖定性法,已沿用近百年,是一种非特异性还原试验,可测定多种尿糖,如葡萄糖、半乳糖、果糖、乳糖等。测定方法简便、成本低廉,但是易受其他还原类物质的干扰,检测灵敏度 $>5.6$ mmol/L。还可根据颜色变化情况,用"+"的方式简单表达尿糖含量的多少,通俗易记。

(2)干扰因素。①标本因素:使用新鲜尿液,建议使用空腹尿或餐后 2 小时尿标本。尿液标本放置时间过久、温度过高、易引起细菌分解葡萄糖,使结果偏低或出现假阴性。尿液中含有其他还原糖,如乳糖、果糖、半乳糖、戊糖等也可获得阳性结果。②药物因素:尿中含有其他一些还原性物质,如维生素 C、尿酸、肌酐、对苯甲酸、黑尿酸、水合氯醛、氨基比林、阿司匹林、异烟肼等物质的含量较高时,会出现假阳性反应。而青霉素 G、羧苄西林、呋布西林、多种头孢菌素的含量过高,可导致试验出现假阴性。③食物因素:进食过多含有乳糖、半乳糖、果糖等食物者,会在尿中排出相应的物质,容易造成假阳性。④器材和试剂因素:注意防止试剂过期变质,试验前可先将班氏试剂煮沸,若出现变色,可考虑试剂变质或被污染。⑤操作因素:因操作规范性不标准,且肉眼观察颜色变化来判断结果,因此试验的重复性和可比性略差。

**3.质量保证**

(1)尿液与试剂的比例应控制在 1:10。

(2)加热煮沸时应不断摇动试管,以防止爆沸喷出。

(3)须标本冷却后观察颜色变化,认真观察颜色改变,及时判断结果。有条件的试验室可制备标准比色参考板。

(4)尿中若含有大量尿酸盐时,煮沸后的试管内可出现混浊并略带绿色,但不会出现黄色沉淀。

(5)如果尿中蛋白质含量超过 0.5 g/L 时,可干扰试验结果;可用加热醋酸法沉淀尿蛋白质,过滤后用上清液再次测定尿糖结果。

(6)充分了解班氏法的影响因素,易造成假阴性或假阳性的因素,了解本试验的特异性。

4.参考值

阴性。

5.临床意义

尿糖定性试验阳性称为糖尿,一般指葡萄糖尿。

(1)血糖过高性糖尿:常见于糖尿病、甲状腺功能亢进、肾上腺皮质功能亢进、肢端肥大症、巨人症等。

(2)血糖正常性糖尿:也称肾性糖尿,常见于慢性肾小球肾炎、肾病综合征、肾间质性疾病、家族性糖尿病等。

(3)暂时性糖尿:非病理因素所致的一过性糖尿,如大量进食糖类或输入葡萄糖、应激性糖尿、新生儿糖尿、妊娠性糖尿及药物或激素引发的暂时性糖尿。

(4)其他糖尿:哺乳期妇女、肝功能不全者、某些糖代谢异常的遗传病等。

**(四)尿酮体定性试验**

尿酮体是尿液中乙酰乙酸(约占 20％)、$\beta^-$羟丁酸(约占 78％)和丙酮(约占 2％)的总称。酮体是机体脂肪氧化代谢产生的中间代谢产物,当糖代谢发生障碍脂肪分解增加时,酮体产生速度超过机体组织利用的速度,酮体在血液中的浓度超过肾阈值,即可从尿中排出,产生酮尿。尿酮体定性试验是一种简单和快速检测尿中出现酮体的试验。

1.检验方法学

改良罗瑟拉法,该方法也称粉剂法或酮体粉法。

(1)原理:在碱性环境下,亚硝基铁氰化钠可以和尿中的乙酰乙酸及丙酮发生反应,产生紫色化合物。

(2)器材和试剂:白色凹磁板或白色滤纸、一次性滴管、小药匙。酮体粉:内含亚硝基铁氰化钠、硫酸铵和碳酸钠。

(3)操作:①用小药匙取一小匙酮体粉,加在白色凹磁板内(或白色滤纸上)。②用一次性滴管取尿液标本少许,滴加到酮体粉表面,以全部浸湿酮体粉为好。③观察酮体粉表面颜色的变化,看是否有紫色出现。④结果判断。

2.方法学评价

(1)灵敏度和特异性:本方法具有试剂稳定、容易配制、便于保存和携带;操作简便、阳性结果易于观察、价格低廉,适用于门急诊常规尿酮体的筛查试验。

本方法对乙酰乙酸和丙酮可起呈色反应,而与 β-羟丁酸不起反应。对乙酰乙酸的敏感性为 80 mg/L,对丙酮的敏感性在 1000 mg/L。

由于不能和含量很高的 β-羟丁酸起反应,因此在糖尿病酸中毒早期,患者尿中酮体的主要排出成分是β-羟丁酸,而乙酰乙酸相对排出量很少或缺乏,此时测定结果可能呈阴性或较低,此时测得的酮体试验结果会导致对总酮体量估计不足。当糖尿病酮症酸中毒症状缓解后,β-羟丁酸可转变为乙酰乙酸,反而使乙酰乙酸含量比急性期早期增高,此时易造成对病情估计过重。应该了解尿酮体试验的这一特点,关注患者的临床表现,对具体病例和结果结合实际情况分析鉴别。

(2)干扰因素。①标本因素:由于尿标本中的丙酮和乙酰乙酸具有挥发性,因此必须使用新鲜标本。陈旧尿以及细菌污染的尿标本可导致假阴性。当尿中含有大量非晶形尿酸盐、肌酐或含有吲哚类物质时,可干扰试验结果。②食物因素:饮食中缺乏糖类或长期大量食用高脂肪类食物者,可出现尿酮体阳性。此外,尚未有文献报道饮食对尿酮体测定结果产生干扰。③药物因素:氯仿、乙醚麻醉后可出现阳性结果。服用双胍类降糖药(如苯乙双胍)等,由于药物抑制细胞呼吸,可出现血糖减低而尿酮体阳性的现象。④器材和试剂因素:酮体粉板结后或受潮后,可影响试剂的质量,进而影响测定结果。

3.质量保证

首先要求使用新鲜尿液,最好在30分钟中内检测完毕。若标本不能及时进行检测,需对标本进行冷藏保存,在测定时应使标本恢复到室温状态后再行测定。酮体粉试剂应保存在干燥棕色试剂瓶内,防止受潮和阳光照射变性。测定过程中,添加试剂后尽快测定和观察呈色反应,并根据标准判断结果。5分钟后出现反应,结果无意义。

4.参考值

阴性。

5.临床意义

(1)尿酮体阳性是糖尿病酸中毒的早期诊断和治疗监测手段。

(2)非糖尿病性酮症:如应激状态、剧烈运动、饥饿、禁食过久;感染性疾病如肺炎、伤寒、败血症、结核等发热期;严重腹泻、呕吐者;妊娠期反应、全身麻醉后等均可出现尿酮体阳性。

(3)中毒:氯仿、乙醚麻醉、有机磷中毒后等可出现尿酮体阳性。

(4)新生儿尿酮体出现强阳性结果应怀疑为遗传性疾病。

**(五)尿胆红素定性试验**

胆红素是红细胞破坏后的产物,可分为未经肝处理的未结合胆红素和经肝和葡萄糖醛酸处理的结合形式的结合胆红素。未结合胆红素不溶于水,在血液中与蛋白质结合不能通过肾小球滤膜,而结合胆红素分子量小,溶解度高,可通过肾小球滤膜经由尿中排出。正常人血液中结合胆红素含量很低($<4~\mu mol/L$),因此滤出量极低,所有尿中几乎检测不到胆红素。但血液中结合胆红素增加,超过肾阈值时就会经尿液排出,尿胆红素可呈阳性反应。

1.检验方法学

哈里森法。

(1)原理:尿胆红素哈里森定性试验属氧化法。氯化钡吸附尿液中的胆红素后,滴加酸性三氯化铁试剂,使胆红素氧化成绿色的胆绿素、蓝色的胆青素及黄色的胆黄素复合物。

(2)器材和试剂。试剂:100 g/L氯化钡溶液,Fouchet试剂(含三氯乙酸和三氯化铁),广泛pH试纸。器材:13 mm×100 mm玻璃试管、白色凹磁板或白色滤纸、一次性滴管、5 mL吸管和普通离心机。

(3)操作:①首先用pH试纸确认尿液标本为酸性。②取尿液5 mL,加2.5 mL的100 g/L氯化钡溶液,混匀。③放离心机内,800～1000 r/min的速度离心沉淀3～5分钟,倾去上清液。④将沉淀物倒于白色凹磁板内或白色滤纸上,在沉淀物表面滴加Fouchet试剂2～3滴,观察颜色变化。⑤结果判断。

2.方法学评价

(1)灵敏度和特异性:干化学试带法往往可以用做过筛试验,且灵敏度在7～14 $\mu mol/L$,如果反应不够典型,可用哈里森法确认。该方法操作略为复杂,但对胆红素检测敏感性较高(0.9 $\mu mol/L$)。国外还有已经商品化的尿胆红素确证试验-Ictotest片剂试验,是一种操作更加方便的尿胆红素测定方法,其检测敏感性达到0.8 $\mu mol/L$。

(2)干扰因素。①标本因素:最好使用新鲜尿液和使用棕色容器接收标本。胆红素在阳光照射下易转变为胆绿素,因此留取和运送尿液标本时应该避光;若尿液标本放置时间过久,也可出现假阴性结果。本方法需要尿中有足够的硫酸根离子,如果标本与氯化钡混合后不产生沉淀,可滴加硫酸铵试剂1～2滴,以促进沉淀形成。如果尿液pH呈碱性,会减低反应的灵敏度,可加入少许乙酸调整pH呈酸性。②药物因素:尿液中含有较多的维生素C和亚硝酸盐等都可导致假阴性结果,尿中维生素C达到1.42 mmol/L即可引起假阴性反应。服用大剂量的牛黄、熊胆粉、水杨酸盐和阿司匹林等药物可导致试验出现假阳性。③器材和试剂因素:

试验中如若加入过量的Fouchet试剂,可使胆红素过度氧化为胆黄素而出现假阴性反应。

**3.质量保证**

充分了解干扰因素中标本因素和药物因素对本试验的影响,进而减少和避免此类干扰因素的发生。试验中如果尿呈碱性,可通过加乙酸的方法调整尿液呈酸性后再做定性试验。

临床上或试验室中发现尿液呈现暗黄色或豆油样黄色且有泡沫状时,应加做尿胆红素试验。干化学法胆红素阳性或出现不能确认的结果时,尿液本身颜色异常时(如血尿),应该使用哈里森法进行确证试验。

充分了解胆红素代谢过程,了解胆汁淤积性黄疸、肝细胞性黄疸、溶血性黄疸的发生机制和尿胆红素排泄途径,正确应用尿胆红素和尿胆原测定结果鉴别黄疸类型。

**4.参考值**

阴性。

**5.临床意义**

尿胆红素测定有助于黄疸的诊断和鉴别诊断。胆汁淤积性黄疸、肝细胞性黄疸为阳性;溶血性黄疸为阴性。

先天性高胆红素血症、Dubin-Johnson 综合征和 Rotor 综合征尿胆红素为阳性;Gilbert 综合征和 Crigler-Najjar 综合征尿胆红素为阴性。

**(六)尿胆原定性试验**

结合胆红素进入肠道后转化为尿胆原,若从粪便中排出为粪胆原。大部分尿胆原从肠道重吸收,经肝脏转化为结合胆红素再排入肠腔,小部分尿胆原从肾小球滤过或肾小管排出后即成为尿中的尿胆原。尿中尿胆原经空气氧化及光线照射后可转变为黄色的尿胆素。

**1.检验方法学**

改良厄利法。

(1)原理:尿胆原在酸性溶液中与对二甲氨基苯甲醛作用后生成樱红色化合物。

(2)器材和试剂:厄利试剂,含有对二甲氨基苯甲醛和浓盐酸。13 mm×100 mm玻璃试管、一次性滴管、吸管。

(3)操作:①取新鲜尿液 2～3 mL 加于玻璃试管中,再加入厄利试剂0.2 mL,混合均匀,室温条件下放置10分钟。②白色背景下,持试管从管口向管底观察颜色反应,出现樱桃红色为阳性反应。③标本的稀释:如结果在"＋＋"以上,应将尿液进行稀释后再按上述步骤重新测定。稀释倍数为 10、20、40、80 倍。稀释后的结果应在 10 分钟后观察结果,以最高稀释度出现阳性反应的倍数报告(如:1∶40 倍稀释,阳性)。

2.方法学评价

(1)灵敏度和特异性:该方法检测相对比较简单,与干化学试带法采用相同的原理尿,属于胆原定性的经典方法,可检出 1～4 mg/L 含量的尿胆原。尿胆原是比较常用的尿检测项目,用于疾病的筛选检查。常用定性检查,但也有定量分析。在尿胆原为阴性时应用尿胆素检查进一步证实。检查尿胆原或尿胆素时均应除去胆红素,以避免尿中胆红素色泽的干扰。

(2)干扰因素。①标本因素:尿液放置时间过久可使尿胆原氧化为尿胆素,因此尿液必须新鲜。尿胆原排出量每日变化很大,上午少于下午,餐后 2～3 小时达到最高峰,故此时测定阳性率最高。如尿标本中含有结合胆红素,加试剂后立即显绿色,干扰尿胆原的测定。此时可取 100 g/L 的氯化钡溶液 1 份与尿液 4 份混合,吸附胆红素,以 2000 r/min 的速度离心 5 分钟,取上清液再按操作方法重新测定,可避免胆红素的干扰。②药物因素:大量应用抗生素、维生素 C 或尿中含有高浓度亚硝酸盐时可抑制本试验的反应,出现假阴性。使用氯噻嗪等吩噻嗪类药物、非那吡啶等药物易出现假阳性。

3.质量保证

充分了解尿液标本的留取和保存等因素对尿胆原定性试验的干扰。尿胆红素阳性时应使用吸附胆红素的方法排除其干扰。充分了解尿胆原定性的代谢过程,了解胆汁淤积性黄疸、肝细胞性黄疸、溶血性黄疸的发生机制和尿胆原的排泄途径,正确应用尿胆红素和尿胆原测定结果鉴别黄疸类型。患者如服用大量广谱抗菌药时,可抑制肠内细菌生长,致胆红素转变为尿胆原减少,尿中尿胆原可明显减少。

4.参考值

阴性或弱阳性(1∶20 倍稀释后为阴性)。

5.临床意义

(1)尿内尿胆原在生理情况下仅有微量,在饥饿、饭后、运动等情况时稍有增加。

(2)尿胆原测定有助于黄疸的诊断和鉴别诊断。完全胆汁淤积性黄疸为阴性、肝细胞性黄疸为阳性;溶血性黄疸为强阳性。

(3)尿胆原定性试验常与尿胆红素定性试验配合,甚至配合现已不常使用的尿胆素定性试验(简称为尿三胆试验),用以对不同类型的黄疸疾病进行鉴别诊断。

(4)尿内尿胆原增多还可见于以下情况:肝功能受损(如肝脏疾病)、心力衰竭等。体内胆红素生成亢进且胆管畅通者,多见于内出血或各种溶血性疾病的患者。从肠管回吸收的尿胆原增加,多见于顽固性便秘、肠梗阻的患者。

### (七)尿隐血(血红蛋白)定性测定

1.检验方法学

单克隆抗体胶体金法。

正常人血浆中含有约 50 mg/L 的血红蛋白,尿中一般无游离的血红蛋白出现。当血管内发生溶血时,血浆中血红蛋白含量增加,当血红蛋白含量超过触珠蛋白所能结合的量时,血浆中就会出现大量游离的血红蛋白,其含量超过 1000 mg/L时,就会随尿液排出。血红蛋白尿的外观呈浓茶色、红葡萄酒色或酱油色,尿隐血试验为阳性。尿隐血测定方法很多,例如常用的干化学尿隐血检查法,还有方便快建的单克隆抗体胶体金法。

(1)原理:采用胶体金标记的抗人血红蛋白的单克隆抗体,用双抗夹心酶联免疫方法测定尿液标本中的血红蛋白,对人血红蛋白抗原具有特异性反应。

(2)器材和试剂:商品化单克隆抗体胶体金隐血试纸;小试管或专用小杯、一次性滴管。

(3)操作:①用滴管在小试管或专用小杯中加入 10 滴(约 0.5 mL)尿样,打开单克隆抗体胶体金试纸包装,手持试纸条手柄,插入到尿液标本中,注意不要超过试纸下端标有 MAX 的标线。5 分钟内观察试纸反应区有无红色横线出现。②结果判断:上端的质控线(C)和下端的反应线(T)位置平行出现两条红线为阳性;只有上端的质控线出现红线为阴性;两条线均不出现说明该试纸失效,需更换新的试纸重新试验。

2.方法学评价

(1)灵敏度和特异性:可以克服湿化学法(如邻联甲苯胺法、氨基比林法、愈创木树脂法)和干化学法(如尿潜血试带)试剂不稳定的问题和具有致癌危险性问题,和对热不稳定酶、氧化剂污染和尿路干扰时细菌产生的某些过氧化物酶、维生素 C 等物质易造成的干扰问题。具有灵敏度高、特异性强、操作简便快速等优点。

该方法只能提供尿隐血阴性或阳性结果,不能进行半定量测定。本方法具有特异性和敏感性高的特点,仅与人的血红蛋白发生反应,不与肌红蛋白反应;

尿中含有极低浓度的血红蛋白时(0.21 μg/mL 或 2 个 RBC/HPF)即可出现阳性反应。该方法同样可以用于粪便隐血试验和其他排泄物、分泌物的隐血试验。

（2）干扰因素。①标本因素：如尿液中含有过量的血红蛋白，抗原过剩出现后带现象时，会造成假阴性反应，此时应将标本进行 50～100 倍稀释后重新试验。②食物因素：不受饮食因素影响，食用含动物血成分的食物对本试验无明显干扰。③器材和试剂因素：按规定时间判读结果。试纸在未使用前应处于密封防潮避光容器中保存，并在有效使用期内使用。

3.质量保证

采用新鲜尿标本。正确理解血尿和血红蛋白尿的不同临床意义。正确理解普通化学法、干化学法和单克隆抗体胶体金法尿隐血试验在测定原理、特异性、敏感性上的不同，正确判断和应用测定结果。

4.参考值

阴性。

5.临床意义

如是红细胞导致的尿隐血试验阳性，参考尿沉渣检查中红细胞的临床意义。将尿液离心沉淀，取上清液镜下观察无红细胞，隐血试验阳性时可考虑为血红蛋白造成的隐血试验阳性。

血红蛋白尿多为发生了严重的血管内溶血，释放出大量血红蛋白，超过肾小管的吸收阈值(约 1.0 g/L)时会出现在尿中。常见于溶血性贫血、血型不合的输血反应、恶性疟疾、大面积烧伤后、阵发性睡眠性血红蛋白尿症等。

（八）尿液干化学分析

自 20 世纪 50 年代首次出现用于尿液检验的试纸以来，由于其具有使用方便、重复性好、准确性好、不需试管、不需特殊培训、便于实现自动化测定等优点，已得到迅速发展。尿试带又称为浸湿即读试纸或干化学试纸，它是由一个小的试验区，即含干化学的模块附着在一个坚固的塑料条或纸条上构成的。目前应用比较广泛的多联尿试纸也被称为尿试带，尿液中的各种成分与试验区的特殊干化学试剂发生反应，使模块颜色发生变化，其颜色的深浅与尿中相应成分的浓度高低成正比。目前尿多联试带可同时检测尿 pH、尿比密、蛋白质、葡萄糖、酮体、胆红素、尿胆原、亚硝酸盐、白细胞(酯酶)、红细胞(隐血)、维生素 C 等 11 个项目。近年来还有尿微量白蛋白、尿肌酐、尿钙等新项目的干化学试纸出现。

与尿多联试带配合使用的半自动或全自动尿干化学分析仪(尿试带判读器)，可对多联试带上每个反应区的颜色进行判读，得到相应的结果，可给出半定量的尿化学检查结果。

1.检验方法学

多联尿干化学试带法如下。

(1)原理:以尿十项干化学检测试带为例,说明各个项目测定原理。

1)尿比密(SG):原理基于预先处理的高分子电解质与尿中各种离子浓度的关系导致的电离常数的负对数(pKa)发生变化。尿中含有以 NaCl 为主的电解质,在水中解离为 $Na^+$ 和 $Cl^-$,可和离子交换体中的氢离子置换,在水溶液中放出氢离子($H^+$)。随着尿液中不断增加的氢离子浓度,使得指示剂溴麝香草酚蓝的颜色发生改变。

2)尿酸碱度(pH):尿中 pH 可使甲基红和溴麝香草酚蓝两种指示剂发生颜色改变,可反应尿液 pH 5.0~9.0 的变色范围。

3)尿蛋白质(PRO):利用"指示剂蛋白质误差原理,即蛋白质存在时,由于蛋白质离子对带相反电荷指示剂离子吸引而造成溶液中指示剂进一步电离,在不同的 pH 时,可使指示剂改变颜色。常使用四溴酚蓝或四溴苯酚肽乙酯作为本项试验的指示剂。例如:构成蛋白质的 α-氨基酸的氨基可与四溴酚蓝分子中的羟基置换,而使四溴酚蓝由黄色变为黄绿色及绿蓝色。变色越深表示蛋白质含量越高。

4)尿葡萄糖(Glu):尿中葡萄糖在试纸上的葡萄糖氧化酶催化下,生成葡萄糖酸内酯和过氧化氢,试纸上的过氧化物酶进一步将过氧化氢分解为水并放出新生态氧,可使试纸条上的色原指示剂改变颜色。可根据颜色的深浅判断尿中葡萄糖含量的多少。

5)尿酮体(KET):尿中的丙酮或乙酰乙酸与试纸上的亚硝基铁氰化钠反应,产生紫色变化。

6)尿胆红素(BIL):根据偶氮偶联反应原理,在强酸介质中胆红素与重氮盐发生偶联反应,生成红色偶氮化合物。

7)尿胆原(UBG/URO):一种原理是以 Ehrlich 醛反应为基础,另一种则利用尿胆原与重氮盐化合物产生偶联反应,根据试纸出现红色的深浅判断尿胆原的含量。

8)亚硝酸盐(NIT):尿中含有的亚硝酸盐在酸性环境中先与对氨基苯磺酸反应形成重氮盐,再与 α-萘胺结合而产生粉红色偶氮化合物。

9)红细胞(隐血)(ERY/OBL):血红蛋白中的亚铁血红蛋白具有过氧化物酶样作用,可以催化过氧化氢放出新生态氧,进一步氧化指示剂而产生颜色变化。

10)白细胞(酯酶)(LEU)：中性粒细胞本身特异性地含有一种酯酶，而这种酯酶在红细胞、淋巴细胞、血小板、血清、肾脏及尿液中均不存在。试纸反应基质是吲哚酚羟基酸酯，在酯酶作用下将其转变为吲哚酚，再经氧化而产生靛蓝。

(2)器材和试剂：尿试管、吸水纸；尿十联干化学试带和配套的尿干化学分析仪。

2.操作

(1)目测操作法：①尿试管或尿杯内至少应有 10 mL 尿液。②取尿十联干化学试带 1 条，全部浸入尿液中，约 1 秒钟取出，将尿试带侧边接触吸水纸，使多余的尿液被吸水纸吸收掉。③在自然光条件下或光线明亮处与标准配套比色板比色。按规定反应时间贴近比色板，从反应时间最短的项目读起。试带显色区与比色板最接近处颜色标示的数值即为该项目的浓度值。

(2)半自动仪器操作法：目前各种半自动化或全自动化尿液干化学分析仪应用非常普遍，仪器检测的基本原理是反射光检测法。尿干化学试带上的各个试块与尿液中相应的成分进行反应，其试剂块上所表现出的颜色深浅与相应物质的浓度成正比。仪器的光源投射于试剂块上，试剂块颜色深浅的不同表示对光的吸收和反射不同，颜色越深则吸收光越多，反射光越少，仪器的检测器可接收特定波长的反射光，并将反射光的强度转换为电信号，再换算为相应物质的浓度值。下面以半自动化尿液分析仪为例，介绍其基本操作步骤。

应参照相关仪器的操作程序或实验室内 SOP 文件进行，或参考以下步骤。①打开仪器电源，待仪器自检通过后，测定质控标本，质控通过后可进行常规标本检测。②尿试管内装满 10 mL 尿液，测定前混合均匀。③取尿十联干化学试带一条，全部浸入尿液中，约 1 秒钟取出，将尿试带侧边接触吸水纸，使多余的尿液被吸水纸吸收掉。④迅速放入尿分析仪中的样品载物台部位，等待仪器将尿试带送入检测器内。一定时间后，仪器开始自动扫描每个试验区，根据反射光变化不同，得到每个试验区的测定结果。⑤显示或打印结果，或通过接口传输到 LIS 系统。

(3)全自动仪器操作法：应参照相关仪器的操作程序或实验室内 SOP 文件进行，或参考以下步骤。①开启仪器并完成质控样本测试。②尿试管内应有足够的尿量，应满足相应仪器规定的最低样本量，推荐采用 10 mL 尿液样本；将尿试管放置于仪器专用试管架上。③将试管架放置于进样台上，启动测定程序。④仪器自行混匀样本、取样、滴样本于试纸上、测定。⑤检测后可自动显示或打印结果，也可通过接口传输至 LIS 系统。

### 3.方法学评价

(1)灵敏度和特异性:干化学法尿液化学成分定性或半定量分析是目前非常普遍应用的一种尿常规检查方法,具有测定速度快、检测项目多、灵敏度高、操作简便、易于标准化等许多优点,是一种非常良好的尿常规过筛性检查方法。目前为止,干化学法检测仍然受到一定的限制,特别是受到尿液新鲜程度、酸碱性、药物、尿液本身颜色异常、某些化学物质含量、抑制物等很多因素的影响,一些结果仍会出现假阴性或假阳性问题。

干化学法可目测比色,更适应于各种类型的尿液分析仪自动检测。目测法因人与人之间对颜色的辨别能力不同,判断时间差异,会出现判别误差,而自动尿分析仪可以很好的解决这个问题。因此在有条件的情况下尽量使用半自动或全自动尿液干化学分析仪进行测定。

(2)干扰因素。①标本因素、食物因素和药物因素参考质量保证中的相关内容。②仪器和试剂因素:在使用任何一种尿试带前,首先应该认真阅读使用说明书,并严格按照它的要求和操作方法执行。试纸应该在有效期内使用,禁止用手触摸试纸上的试剂反应区。每次取出试带后应立即盖紧盖子,将余下的试带储藏在避光、干燥的试带瓶内,室温条件下保存,试纸条用完之前不能将干燥剂取出并丢弃。试纸可于30 ℃以下的室温条件下保存,勿放冰箱内,勿被阳光直接照射,超过有效期的试纸不能使用。

尿干化学半自动或自动化仪器,均应该实施质量控制计划,定期进行校正,保养和进行日常维护。各厂家生产的尿试带,其反应原理和项目排列方式有所不同,反应时间、颜色变化、灵敏度等各不一致,选用的测定单位也不一致,因此不能混合使用,不匹配的尿试带和仪器不能混用。

有条件的情况下,应对每批号试纸在启用前,用特制的质控条或质控制品进行正确性和敏感性验证。

### 4.质量保证

(1)尿干化学分析须使用新鲜尿液标本,样本存放时间不应该超过4小时;标本量应该在10 mL以上,标本无需离心,测定前应使其充分混合。各种防腐剂可能会影响干化学法的测定结果,因此不推荐使用各种防腐剂。

(2)试纸浸入尿液的时间不要太长,严格掌握比色时间,在规定时间内完成比色。应一次性快速将尿试带浸入标本中,约1秒钟取出,不可用吸管直接依次向试带上滴加标本。某些反应如葡萄糖、酮体、潜血试验等会因比色时间延长而使得结果偏高,因此必须严格参照比色板上规定的时间进行比色测定,仪器测定则应该严格按照仪器提示的时间段内将试带放到仪器样品台。

（3）作为比色法的干化学试验，任何引起尿液颜色明显异常的情况，都可干扰目测结果分析；尽管尿液分析仪具有空白校正或异常颜色识别功能，而特殊异常的尿液外观仍然会对某些干化学分析结果产生影响，必要时应使用传统方法或参考方法进行确证试验。

（4）应该了解尿干化学法分析各个不同项目的优缺点、局限性和干扰因素。

1）尿比密：该方法灵敏度略低，只能按 0.005 的梯度色阶表达结果，精密度差，测试范围窄，并且受强碱性尿和高蛋白质尿的影响，不适宜用于小儿及肾脏浓缩稀释功能严重减低的患者使用。其优点是快速过筛，携带方便，无需设备，适合于一般尿液分析仪自动检测，适合于健康人群过筛试验。

2）尿蛋白：试剂对白蛋白的敏感性明显高于球蛋白、血红蛋白、本周蛋白和黏蛋白，因此"阴性"结果并不能排除这些蛋白质的存在。强碱性尿（pH＞9）和含非那吡啶、聚烯吡酮的尿样、被某些清洁剂和消毒剂污染的尿标本会出现假阳性。强酸性尿（pH＜3）和含高浓度青霉素尿可呈现假阴性结果。混浊尿不影响测定结果和判断。血尿、血红蛋白尿、黄疸尿等显著异常的尿色会影响到对结果的判别。

3）葡萄糖：试纸法由于使用葡萄糖氧化酶技术，因此特异性强，灵敏度高，适用于检查尿中的葡萄糖，而对乳糖、半乳糖、果糖等其他还原物质不反应。高浓度的维生素 C 会减低反应的敏感性，可能会造成假阴性。某些高比重尿液可使尿葡萄糖反应性减低。

4）酮体：对乙酰乙酸的灵敏度为 50～100 mg/L，对丙酮的灵敏度为 400～700 mg/L，与 β-羟丁酸不反应。早期酮症排出的 β-羟丁酸占酮体总量的 78%，因而对早期酮症检出不敏感，其他两种方法也有同样问题。由于丙酮和乙酰乙酸具有挥发性，故标本应新鲜，最好在采集后 30 分钟内测定。血尿等有明显颜色变异的尿和含大量左旋多巴代谢物的标本可出现假阳性结果。

5）尿胆红素：过量的维生素 C 和亚硝酸盐可抑制偶氮反应而呈假阴性，而大量的氯丙嗪和高浓度的盐酸苯偶氮吡啶的代谢产物在酸性条件下会呈假阳性反应。试纸法出现可疑时，最好用 Harrison 法或 Ictotest 片剂法进行验证。

6）尿胆原：尿胆原排出后很容易氧化为尿胆素，故应尽快测定。应用大量抗生素、维生素 C 和尿中含有高浓度亚硝酸盐或甲醛时容易抑制试验，出现假阴性结果。使用氯噻嗪类、非那吡啶类、对氨基硫酸和磺胺等药物时可出现假阳性。

7）亚硝酸盐：尿液必须新鲜，无外界污染。最好使用晨尿或在膀胱中潴留

4 小时以上的尿液。出现阳性结果意味着尿液中细菌数量在 105/mL 以上。阴性结果并不表明尿液中无细菌,可能为非硝酸盐还原性细菌引起的尿道感染;尿液在膀胱中潴留不足 4 小时或饮食中缺乏硝酸盐等情况。高比密尿液或含有大量维生素 C 的标本可减低反应的敏感性。

8)红细胞:高浓度的维生素 C 对试验可能有抑制作用,导致结果偏低或假阴性;浓缩尿或高蛋白尿也可减低反应的敏感性。如试纸上出现斑点样色块,可能提示为完整红细胞所致。清洗剂如次氯酸盐和尿道中细菌产生的过氧化氢酶可能引起假阳性结果。此外,试纸法可检出微量的血红蛋白和破坏的红细胞,而镜检法可能为"阴性"。

9)白细胞:只和尿液中的中性粒细胞反应,当尿中出现以淋巴细胞或单核细胞为主的白细胞时,可呈假阴性。尿中出现过高的葡萄糖、蛋白质或高比密尿会造成反应的敏感性减低或出现假阴性。尿中的先锋霉素类药物、吲哚酸、高浓度草酸、四环素等药物都可使反应的敏感性减低或出现假阴性。任何引起尿液颜色明显异常的情况,都可干扰试验结果。

**5.参考值**

尿蛋白、酮体、葡萄糖、胆红素、尿亚硝酸盐、红细胞、白细胞:阴性。尿胆原:阴性或弱阳性。pH 5～7,尿比密 1.010～1.025。

**6.临床意义**

尿液亚硝酸盐试验可用于尿路感染的筛查,包括有症状或无症状的尿路感染。阳性结果还见于大多数由大肠埃希菌引起的肾盂肾炎、膀胱炎及菌尿症。但尿亚硝酸盐试验阴性结果并不能排除尿路感染。

其余各项参考尿化学检查或尿沉渣检查各相关项目的临床意义。

# 第三节  尿液特殊检验技术

## 一、尿乳糜定性试验

尿液中混有脂肪小滴时称为脂肪尿,尿中含有淋巴液,外观呈牛奶样乳白色称乳糜尿。乳糜尿由呈胶体状的乳糜微粒和蛋白质组成,若其中含有血液则称为乳糜血尿。

乳糜尿的形成:从肠道吸收的乳糜液未经正常的淋巴道引流入血而逆流至泌尿系淋巴管中,引起该处淋巴管内压力增高、曲张破裂,乳糜液流入尿中所致。乳糜尿主要含卵磷脂、胆固醇、脂肪酸盐及少量纤维蛋白原、清蛋白等。若合并泌尿道感染,则可出现乳糜脓尿。

### (一)检验方法学

**1.乙醚萃取-苏丹Ⅲ染色法**

(1)原理:根据脂肪特性,用乙醚等有机溶剂抽提、萃取乳糜微粒脂肪小滴,使乳白色尿液澄清,是其特征之一。再用脂肪性染料苏丹Ⅲ对乙醚提取物进行染色,根据较大的脂肪粒在显微镜下呈球状,易被苏丹Ⅲ染料染成橘红色为特征。

(2)器材和试剂:玻璃试管、试管盖、光学显微镜,载玻片、乙醚、饱和苏丹Ⅲ乙醇染料(将苏丹Ⅲ置于70%乙醇中,使其呈饱和状态)

(3)操作:①取 5 mL 尿液置于玻璃试管内,加入乙醚约 2.5 mL,试管加盖后用力振摇 1~2 分钟。②将标本静置 5 分钟,观察乳白色的尿液是否被澄清。若如乳浊程度明显减轻或变为澄清可确认为乳糜尿。③取尿标本和乙醚分界面处的标本少许,滴于载玻片上,显微镜下观察,如见到大小不等的脂肪球后,加苏丹Ⅲ染料 1 滴,可见到被染成橘红色中性脂肪小滴,即可确认为乳糜试验阳性结果。

**2.甘油三酯酶法**

(1)原理:乳糜尿是乳糜微粒分散于尿液中而形成的乳浊状尿液,而乳糜微粒的主要化学成分甘油三酯约占 80%~95%,因此采用临床生化检验中甘油三酯酶法测定试剂中酶应用液进行鉴定,具有极好的效果。

(2)器材和试剂:甘油三酯酶法测定试剂盒、玻璃试管、水浴箱、分光光度计。

(3)操作:取小试管一个,加入甘油三酯酶法测定应用液 0.5 mL,加入尿液标本 1 滴。置于 37 ℃水浴中 5~10 分钟,取出后观察,如反应出现红色为阳性,不显色为阴性。其至可根据反应颜色深浅确认阳性强弱,如阴性:无色或者淡粉色。+:浅红色。++:深红色。+++:紫红色。如需定量分析,可按照血清甘油三酯测定中的要求的样品与试剂的比值,确定尿液加入量,使用分光光度计在 550 nm 处比色,根据预先标定的标准曲线或公式,根据测定标本的吸光度得到定量分析结果。

### (二)方法学评价

**1.灵敏度和特异性**

(1)离心沉淀法:简便,实用;可初步区分乳糜尿、脓尿、高浓度结晶尿。脓尿、高浓度结晶尿经离心沉淀后,上清液澄清,用显微镜检查沉渣可见大量白细胞、脓细胞或无定形磷酸盐结晶;乳糜尿经离心沉淀后,外观不变,而沉渣镜检只见少量红细胞及淋巴细胞等。

(2)有机溶剂抽提法:用乙醚抽提尿液后,如乳浊程度明显减轻或变为澄清可确诊为乳糜尿;将乙醚提取物经苏丹Ⅲ染色、置镜下观察,如见大小不等、橘红色脂肪球为乙醚试验阳性。该方法为定性实验,不需要专用设备,操作略为繁琐、需要接触挥发性化学试剂乙醚,需要经验且缺乏灵敏度和特异性,但是作为传统方法仍被广泛使用和介绍。该方法也可用于胸腹腔积液的乳糜定性试验。

(3)甘油三酯酶法:此方法具有灵敏度高、特异性强、操作简便,同时适用于胸腔积液、腹腔积液标本,可定量分析等优点,应该是尿乳糜定性和定量试验的良好方法。但试验步骤和所用器材略为复杂,成本略高。

**2.干扰因素**

(1)标本因素:乳糜尿的外观可初步判断尿中淋巴液含量的多少,从轻度乳白、乳白到乳糜胨样,甚至血性乳糜样。

乳糜尿中含有足够的淋巴液时可出现如下典型的特征:①排出体外的乳糜尿,易于凝集成白色透明胶状凝块,标本静置后有凝块浮于尿液表面。②静置时间较长后可分为三层,上层为脂肪层,可出现乳酪样薄层;中层为乳白色或色泽较清的液体,并可见小凝块漂浮其中;下层为少量红色沉淀物,可见到红细胞、白细胞或病原体(如微丝蚴)等。③与脂肪尿的区别:乳糜尿中的乳糜微粒如未发生球状结合,显微镜下不能见到,而脂肪尿中的脂肪小滴可见到,呈圆形并具有很强的折光性;在偏振光显微镜下中性脂肪小滴(如甘油三酯)不能引起光的偏振,但能被脂溶性染料着色,胆固醇酯能引起光的偏振,产生双折射,镜下可见到十字交叉(马耳他十字)的小球形体,但不被脂溶性染料着色。

(2)器材和试剂因素:必须使用玻璃试管,塑料试管有可能被乙醚试剂溶解。标本加乙醚澄清后,用玻璃吸管吸取两液交界处标本,不要再次将标本重新混合。

**3.质量控制**

尿中出现大量非晶形磷酸盐或尿酸盐时,外观也可呈现乳白色,易被误认为乳糜尿。可通过加热或加醋酸的方法进行排除,如果结晶体被溶解,则混浊会消失。脓尿外观也与乳糜尿有相似的外观,通过显微镜检查可以鉴别。尽管加乙醚后标本已经澄清,但最好经苏丹Ⅲ染色后,在显微镜下来确认阳性结果。

4.参考值

阴性。

5.临床意义

(1)累及淋巴循环系统疾病辅助诊断:如先天性淋巴管畸形、腹腔结核、肿瘤压迫、阻塞腹腔淋巴管或胸导管,胸腹创伤或手术损伤腹腔淋巴管或胸导管。

(2)丝虫病诊断:丝虫在淋巴系统中引起炎症反复发作,大量纤维组织增生,使腹部淋巴管或胸导管广泛阻塞,致使较为脆弱的肾盂及输尿管处淋巴管破裂,出现乳糜尿。

(3)其他:过度疲劳、妊娠及分娩后、糖尿病脂血症、肾盂肾炎、棘球蚴病、疟疾等。

## 二、尿苯丙酮定性试验

苯丙氨酸是人体必需的氨基酸之一,苯丙酮酸是苯丙氨酸的代谢产物。当肝脏中的苯丙氨酸羟化酶缺乏或不足,可使得代谢中苯丙氨酸不能氧化成酪氨酸,大量的苯丙氨酸在体内积聚,少部分由尿排出;而大部分苯丙氨酸可在转氨酶的作用下转变为苯丙酮酸后由尿排出。大量的苯丙酮酸在体内积聚,可损及神经系统和影响体内色素代谢。尿苯丙酮酸测定有助于新生儿苯丙酮酸尿症(PKU)的筛查。

### (一)检验方法学

1.原理

尿中的苯丙酮酸在酸性条件下与三氯化铁作用,生成铁离子($Fe^{3+}$)与苯丙酮酸烯醇基的蓝绿色螯合物。该试验也称三氯化铁试验。

2.器材和试剂

试管、离心机、滤纸。试剂:①三氯化铁溶液:三氯化铁($FeCl_3 \cdot 6H_2O$)10.0 g,加水至 100 mL,充分溶解后备用。②磷酸盐沉淀剂:氯化镁($MgCl_2 \cdot 6H_2O$)2.20 g,氯化铵($NH_4Cl$)1.40 g,浓氨液 2.0 mL,加蒸馏水至 1000 mL,溶解后备用。③浓盐酸。

3.操作

(1)取新鲜尿液 4 mL 于试管中,加磷酸盐沉淀剂 1 mL,充分混匀。

(2)静置离心:静置 3 分钟后如出现沉淀,可用滤纸过滤或经离心除去沉淀物。

(3)滤液中加入浓盐酸 2～3 滴,再加三氯化铁溶液 2～3 滴。每加 1 滴三氯化铁液时均应立即观察溶液的颜色变化。

(4)结果观察:1～90 秒内如尿液显示灰绿色或蓝绿色并持续 2～4 分钟即为阳性,颜色的深浅与尿中苯丙酮酸含量成正比。超出观察时间后颜色会逐渐褪色。

### (二)方法学评价

#### 1.灵敏度和特异性

本试验为定性试验,对苯丙酮酸的敏感度为 50 g/L。由于苯丙酮尿症患者白天排出的苯丙酮酸一般在 100～300 g/L,因此对苯丙酮尿症患者比较敏感。某些药物或尿中的某些成分可对本试验产生影响,造成假阳性,如含有酚类药物(如水杨酸制剂)、氯丙嗪类物质,尿黑酸,乙酰乙酸、丙酮酸、氨基比林等可与三氯化铁发生呈色反应,因此在试验前应禁止用此类药物。

本试验方法是苯丙酮酸尿症的过筛试验,必要时应进行血清苯丙氨酸定量测定可确诊。

#### 2.干扰因素

除上述的药物和尿中的某些物质可干扰试验外,尿中磷酸盐对本试验也有干扰,试验操作中的第 1、2 步骤其目的在于将无形的磷酸盐成分转变成有形的磷酸胺镁后,通过过滤或沉淀法除去。尿中胆红素增高可导致假阳性结果。在判读结果时,如绿色很快消失提示可能有尿黑酸存在,可报告苯丙酮酸定性试验阴性。

#### 3.其他方法

国外有干化学试纸法,浸入尿液后,通过比色板判读结果。操作简单快速,携带方便,是一种较好的过筛方法。

### (三)质量保证

(1)采用新鲜尿液标本:因苯丙酮酸在室温条件下不稳定,故留取标本后应立即测定。如不能及时检查应加少许硫酸防腐,并置于冰箱冷藏保存,试验前将标本恢复到室温后再行检验。

(2)滤液中加入浓盐酸可调整样本的 pH,本试验最佳 pH 为 2～3。

(3)每次试验前,应取正常人尿液一份做阴性对照。

(4)新生儿出生后 30～60 天内进行苯丙酮酸检查比较适宜。

## (四)参考值

阴性。

## (五)临床意义

阳性结果见于苯丙酮尿症,常用于新生儿苯丙酮尿症的筛查,这种病可导致新生儿发生先天性痴呆。此外还见于酪氨酸血症,苯丙氨酸代谢的其他缺陷如暂时性苯丙酮尿症、新生儿高苯丙氨酸血症等。此外对评估母亲苯丙酮尿症或高苯丙氨酸血症的程度对胎儿所受影响,以及妊娠期治疗、控制、防止和预防对胎儿的损害有一定价值。

## 三、尿胱氨酸定性试验

用于胱氨酸尿症的筛查试验。胱氨酸尿症又称亚硫酸盐氧化酶缺乏,为由于亚硫酸盐氧化酶缺乏,造成体内黄嘌呤代谢成尿酸、亚硫酸转变成硫酸盐以及其他的代谢过程受阻。尿中胱氨酸增加还可因肾小管的遗传性缺陷造成,由于肾小管重吸收胱氨酸能力减低,从而引起尿中胱氨酸浓度增加,胱氨酸于酸性尿中很少溶解,当它的浓度超过其溶解度时就发生沉淀,形成结晶或结石。

## (一)检验方法学

1.原理

尿中胱氨酸被碱性氰化物还原为半胱氨酸,半胱氨酸可与亚硝基铁氰化钠作用生成一种紫红色的化合物,根据颜色变化,判断结果。

2.器材和试剂

玻璃试管、吸管、滴管。试剂:①1.50 g/L 氰化钠水溶液;②2.50 g/L 亚硝基铁氰化钠水溶液。

3.操作

(1)取新鲜尿液 5 mL 于玻璃试管中,加入浓度为 50 g/L 的氰化钠水溶液 2 mL,充分混匀后静置 10 分钟。

(2)用滴管逐渐滴加浓度为 50 g/L 的亚硝基氰化钠水溶液 10~20 滴,边加边摇,并观察尿液颜色变化。

(3)判断结果,尿液出红色改变为阳性结果。

## (二)方法学评价

(1)灵敏度和特异性:本法对胱氨酸检查的灵敏度为 >250 mg/L,而正常人尿液中胱氨酸含量为 40~80 mg/24 h,胱氨酸尿症患者尿胱氨酸含量为 700~

1500 mg/24 h。本试验是确认胱氨酸尿症的一种常规定性试验方法,简单易行,其尿液显色后颜色的深浅与尿中胱氨酸含量成正比。

(2)干扰因素:尿酮体对本试验有干扰。

(3)除本法外,尿胱氨酸定性检查方法还有乙酸铅法。定量方法有色谱分析法和磷钨酸还原反应法,定量法的敏感度和特异性强于定性法。

**(三)质量保证**

(1)应采用新鲜尿液标本。

(2)两试剂有剧毒,应采取必要的安全防护措施,并按照剧毒药品试剂管理办法安全保管、配制和应用试剂。操作过程中要注意个人安全,防止污染。

**(四)参考值**

阴性。

**(五)临床意义**

胱氨酸尿症、胱氨酸性肾结石可呈阳性反应。

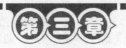

# 粪便检验

## 第一节　粪便理学检验

粪便理学检查主要包括颜色、硬度和形状、黏液、不消化物质和气味等方面。这对消化系统疾病的诊断、病情观察和疗效判断有一定帮助。

### 一、颜色

胆汁使正常粪便呈棕色。当结合胆红素作为胆汁分泌入小肠后,水解为未结合胆红素。肠道厌氧菌将其分解为三种无色四吡咯,称为尿胆素原(包括粪胆素原、中胆色原和尿胆原)。尿胆原在肠道内自然氧化成尿胆素(呈橙棕色)或粪胆素和中胆色素,并使粪便着色。当胆汁分泌入小肠部分或全部受到抑制时,粪便颜色会发生改变。呈苍白或黏土样便,称为无胆色素粪便,是肝后梗阻的特征。但使用硫酸钡评价胃肠道功能时,也可使粪便呈上述相同的颜色(如钡剂灌肠)。某些消化产物、药物或血液也可使粪便呈不常见颜色。

### 二、硬度和形状

粪便硬度从稀薄、水样便(腹泻)到小的、硬块状(便秘)。正常粪便通常是成形块状,软便提示粪便中水分增加。软便可能是正常的,也可能与药物或胃肠道疾病有关。病史有助于决定患者粪便是否有显著变化。不消化食物或气体可导致粪便量大,粪便中也可有不消化食物,如果皮、蔬菜或肠道寄生虫。正常粪便呈成形圆柱状;细长、带状粪便提示肠道梗阻或肠腔狭窄。

### 三、黏液

正常粪便中没有半透明凝胶状黏液。当有黏液出现时,量可多可少,从少量到大量黏液(如绒毛状腺瘤)。黏液与肠蠕动或便秘时受压有关,也与结肠炎、肠结核、溃疡性憩室炎、痢疾、肿瘤和直肠炎等胃肠道疾病有关。

## 四、气味

正常粪便气味由肠道菌群代谢产物产生。如正常菌群遭破坏或食物进入菌群发生显著变化时,粪便气味也会发生明显变化,如脂肪泻因细菌分解未消化脂肪而导致独特臭味。

# 第二节　粪便化学与免疫检验

粪便化学与免疫学检查有助于消化道出血、炎症、肿瘤和遗传性疾病的诊断和鉴别诊断。

## 一、隐血

从口腔(牙龈出血)到肛门(痔疮出血),胃肠道任何部位的出血,粪便中均可检出血液。因粪便中血液是直肠癌常见和早期症状,美国癌症协会建议 50 岁以上人员每年进行筛查。所有胃肠道癌症中,50％以上是肠癌,早期检测和治疗直接与预后相关。除癌症外,牙龈出血、食管静脉曲张、溃疡、痔疮、炎症、刺激肠道黏膜的各种药物(如阿司匹林、铁剂)均可导致粪便中有血。当出血量大时,肉眼观察即可见血液。当下消化道出血时,粪便表面可有鲜血;当上消化道出血时,粪便常呈黑色或褐色。大量血液(50～100 mL/d)可致暗黑色粪便称为黑粪症。粪便黑色是由肠道和细菌酶对血红蛋白降解(血红蛋白氧化)造成。

健康情况下,粪便中每日丢失的血液不超过 2.5 mL。粪便出血量的增加都有临床意义,需要进一步查明原因。

粪便中少量出血常常是看不见的,称为隐血。影响粪便隐血试验(FOBT)的因素有:①胃肠道出血常是间歇性的;②患者不愿意采集粪便标本。因此,如出血不是发生在标本采集时,那无论采用哪种试验,也许结果都是阴性的。为了能很好的开展粪便隐血试验,样品应方便收集,便于患者配合,使用的隐血试验应既灵敏又特异。

粪便隐血试验也可于区分病毒性和细菌性胃肠炎。在 FOBT 对炎症性、细菌性胃肠炎效用的荟萃分析发现,受试者工作特征曲线(ROC)下面积在不发达国家为 0.63,在发达国家为 0.81。研究显示,FOBT 性能略低于粪便白细胞镜检,与粪便乳铁蛋白性能相似。因此,FOBT 不能可靠的用于诊断或排除感染性胃肠炎。

检测粪便隐血的两种主要方法是愈创木酯法和免疫法,可用于下消化道(如结肠)出血性肠癌的筛查。荧光法不常用,主要用于检测上消化道出血。

### (一)愈创木酯法(gFOBT)

基于血红蛋白的类过氧化物酶活性而设计。含类过氧化物酶和过氧化物酶有血红蛋白、肌红蛋白、细菌过氧化物酶、水果和蔬菜过氧化物酶。

因任何具有过氧化物酶或类过氧化物酶活性物质均可催化反应产生阳性结果,当使用低灵敏指示剂愈创木酯来检测时,应控制饮食,避免:①肉和鱼中肌红蛋白和血红蛋白的类过氧化物酶活性;②水果和蔬菜的天然过氧化物酶。虽这些试验灵敏度根据粪便血液浓度和肠道细菌过氧化物酶做过调整,但仍存在假阳性。

许多因素可干扰愈创木酯粪便隐血试验,如粪便标本太多、太少,水、经血或痔疮血污染。药物也可干扰,如阿司匹林、非类固醇抗炎药、铁剂、华法林和抗血小板药可导致上消化道出血,导致假阳性结果。抗酸剂和抗坏血酸(Vit C)可干扰化学反应,导致假阴性结果,假阴性结果也可见于:①过氧化氢显色剂过期;②试纸缺陷(如过期);③检测前粪便标本或试纸储存超期(如>6日)。

当血红蛋白分解就失去类过氧化物酶活性,用 gFOBT 不能检出。血红蛋白分解可发生于:①肠道内;②粪便标本储存期间;③粪便加在愈创木酯试纸上。研究显示,如试纸上粪便标本在检测前被水合,会出现假阳性结果。因此,美国癌症协会建议,应在标本采集后 6 日内检测,检测前不能脱水。研究显示,饮食控制和采集多份粪便标本的患者遵医行为较差。

### (二)免疫化学法(iFOBT)

使用直接抗人血红蛋白单抗。方法具有高特异性,且不受 gFOBT 的饮食和药物干扰。当血红蛋白通过消化道时,因消化和细菌酶分解血红蛋白,上消化道(食管、胃)出血用 iFOBT 通常测不出,免疫法对下消化道(如盲肠、结肠、直肠)出血更特异。

许多免疫法粪便隐血试验的采集容器随厂商而不同,样品采集容器加盖后送往临床实验室。检测可以是自动的,也可以是手工的。检测原理都是抗人血红蛋白抗体与样品中血红蛋白结合,但检测血红蛋白抗体复合物的方法各不相同。

该法优点是无需限制饮食和药物,缺点是费用较贵。因此,iFOBT 检测胃肠道出血特异性较好(低假阳性),但肠癌筛查方案中仍以 gFOBT 为主。

使用血红蛋白定量试验也可完成粪便血液定量检测。该法基于亚铁血红蛋白的化学转换成强烈荧光物质卟啉,该试验能检测和定量粪便中总血红蛋白量,包括完整血红蛋白存在部分,也包括肠道内转化为卟啉部分。上消化道出血或标本储存过久,粪便中血红蛋白可能由亚铁血红蛋白转化为卟啉形式。因血红蛋白定量检测仅检测亚铁血红蛋白和转化卟啉,所以不受干扰。但红肉等非人源性血红蛋白可导致假阳性结果。血红蛋白定量检测价格昂贵、费时费力。目前,该法主要由参考实验室完成,临床使用较少。

### (三)转铁蛋白

血液糖蛋白与铁结合后成为转铁蛋白,通过与铁结合来控制体液中游离铁。人类转铁蛋白由 TF 基因编码。转铁蛋白的蛋白质与铁结合非常牢固,但可逆。铁与转铁蛋白结合不足体内总铁的 0.1%(4 mg),是铁池的重要组成,铁池的最高周转率为 25 mg/24 h。转铁蛋白分子量约 80 kDa,含两个特异的高度紧密的三价铁结合位点。转铁蛋白三价铁亲和力极高,随 pH 值下降,结合力逐渐下降。在没有与铁结合时,称为脱铁运铁蛋白。当转铁蛋白在细胞表面遇见转铁蛋白受体时,会与之结合,通过受体介导的胞饮作用运输到细胞内囊泡。囊泡 pH 通过氢离子泵降至 5.5 左右,导致转铁蛋白释放铁离子,受体在胞饮作用周期内被运回细胞表面,准备铁吸收下一个循环。每一个转铁蛋白分子可携带两个铁离子。编码转铁蛋白的基因位于染色体 3q21 上。在铁缺乏和铁超负荷疾病时可检查血清转铁蛋白。转铁蛋白主要存在于血浆中,在健康人粪便中几乎不存在,在消化道出血时粪便中大量存在。同时,转铁蛋白稳定性明显高于血红蛋白。针对上消化道出血,在检测 Hb 同时检测 Tf,能减少假阴性。用两种免疫学方法同时检测两种抗原,能起到互补作用。当血红蛋白被破坏时,转铁蛋白作为补充检测手段,是临床判断是否存在出血最有价值的方法。对鉴别消化道出血部位也有临床意义。

### 二、粪脂定量

粪脂定量检测是脂肪泻决定性试验。尽管该化学试验可确认饮食脂肪量的异常,但不能鉴别排泄增加的原因。标本收集前 3 日,包括标本收集期间,患者应控制每日脂肪摄入量在 100~150 g/d,并应停用泻药、合成脂肪替代品(如零卡油)、无脂肪营养品等。收集标本期间应避免矿物油、润滑剂或乳脂对标本的污染,这会导致假阳性结果。

收集标本期间,患者将 2～3 日所有粪便收集至一个大的预称重的容器中(如油漆罐)。在实验室内,全部粪便被称重和搅匀(如使用机械混匀器)。匀质化粪便标本采用称重法、滴定分析法或核磁共振光谱法进行脂含量分析。称重法和滴定分析法使用溶剂萃取粪便标本中脂质。在滴定法中,中性脂肪和肥皂在萃取之前被转化成脂肪酸。脂肪酸合成解决方案是萃取和用氢氧化钠滴定。因为滴定法不能完全覆盖中链脂肪酸,测量约占总粪脂含量的 80%。相反,称重法提取和定量所有的粪脂。在核磁共振方法中,粪便标本首先用微波干燥,然后用氢核磁共振光谱法分析,该法快而准,与称重参考方法获得结果可比。

粪脂含量以每日排泄多少克脂肪报告,正常成人每日排泄 2～7 g/d。如脂肪排泄量处于临界,或没有采用(如儿童)标准脂肪饮食(100～150 g/d),需得到一个系数或脂肪残留比例。为决定该参数,需仔细记录饮食摄入量,计算公式如下:脂肪残留比例＝(饮食脂肪-粪脂)/饮食脂肪×100。正常情况下,3 岁及以上儿童和成人至少吸收 95%消化饮食脂肪,吸收率＜95%提示有脂肪泻。

### 三、胎儿血红蛋白检测(HbF)

此试验即 Apt 试验。来自新生儿粪便、呕吐或者胃管的血液需要调查。这个血液可以来自婴儿消化道或者可能是分娩期间摄取的母体的血液。区别这两个来源是重要的。可以做一个基于抗碱胎儿血红蛋白的血源定性评估。

标本必需包含新鲜的红色血液,如新鲜带血的粪便或被污染的带血的尿布。不能接受黑色的柏油样粪便,因为血红蛋白已转化为血红蛋白。使用 Apt 试验时,用水制作标本(如粪便、呕吐物、胃管液)的混悬液,离心去除带有微粒的粉红色上清液。将 5 mL 粉红色上清液转入两个试管中。第一管用作第二管或碱性管颜色变化的参考。往碱性管中加入 1 mL 氢氧化钠(0.25 mol/L),混匀试管,至少 2 分钟后观察液体颜色变化。如果 2 分钟内最初的粉红色变化为黄色或者棕色,则样品中的血红蛋白是成人血红蛋白(HbA)。如果仍保持粉红色,则为HbF。注意每次检测样品必须同时检测质控品。阳性质控品可以用婴儿外周血或脐带血制备,阴性质控品可以用成人血液标本制备。

### 四、粪便碳水化合物

当小肠内双糖转化为单糖的酶(双糖酶)不足或缺乏时,双糖就被不吸收,从而进入大肠。因为这些没有水解的双糖是有渗透活性的,导致大量的水滞留在肠腔内,造成渗透性腹泻。

遗传性双糖酶缺乏不常见但必须在腹泻体重减轻的婴儿中被考虑和排除。由疾病(如乳糜泻,热带脂肪泻)或者药物(如口服新霉素,卡那霉素)引起的继发性的双糖酶缺乏是一种获得性的疾病,通常影响一个以上双糖,且只是临时的。成人乳糖不耐症是常见的,尤其在非洲和亚洲人群中。这些人在儿童期时可以充分消化乳糖,当他们成年时就渐渐丧失消化乳糖的能力。因此,这些患者乳糖的摄取导致胃肠胀气和爆炸性腹泻。肠腔内肠道细菌发酵乳糖导致这些双糖酶缺陷的临床表现。发酵的结果导致产生大量的肠道气体和特征性 pH 值下降的(5.0~6.0)腹泻性粪便。正常情况下,由于胰腺和其他肠道分泌物的原因,粪便是碱性的。用 pH 试纸检测腹泻粪便的上浮物可以快速获得定性的粪便 pH 值。使用尿糖检测试纸也可筛选腹泻粪便中碳水化合物的存在(或糖的减少)。尽管制造商不主张尿糖检测试纸用于粪便检测(如没有申请 US FDA 认可),但是它在粪便还原物质检测的用途是广泛的且有文献记载。为了实施粪便中糖类的试纸检测,需要将腹泻粪便的上浮液 1:3 稀释。粪便还原物质的排出超过 250 mg/dL 被认为是异常的。糖试纸检测阳性提示有还原物质存在但不确定这个物质有分泌。注意这个方法不能检测蔗糖,因为蔗糖不是还原性的糖。要定量或特异性的确认粪便中的糖,必须使用色谱分析或者特殊的化学方法。

决定一种肠道酶缺乏(如乳糖酶缺乏)最多的诊断试验包括肠上皮特异性的组织化学检查。一种较方便的方法是使用特殊的糖(如乳糖、蔗糖)做一个口服耐量试验。这种口服耐量试验包含由患者摄入一种特殊双糖(如乳糖、蔗糖)的测量计量。如果患者有足量的适当的肠道双糖酶(如乳糖酶),双糖(如乳糖)就会水解成相应的单糖(如葡萄糖和半乳糖),而这些单糖被吸收入患者的血流。血糖增加超过患者固定血糖水平 30 mg/dL 以上提示酶活性(如乳糖酶)充足;血糖增加低于患者固定血糖水平 20 mg/dL 以上提示酶活性缺乏。

当肠道吸收不充分时粪便中也可以有糖出现。要区分糖吸收不良和糖消化不良,需做木糖吸收试验。木糖是一种不依赖于肝脏或胰腺作用来消化且易在小肠被吸收的戊糖。正常情况,血液中戊糖不以显著性水平存在,且机体不代谢它。另外,木糖容易通过肾小球过滤屏障而随尿排出。木糖吸收试验包含患者摄入一定剂量的木糖,随后收集一个 2 小时血液标本和一个 5 小时尿液标本。测量血液和尿液中木糖浓度。依据最初口服剂量的大小,成人正常分泌量至少占木糖消化剂量的 16%~24%。

### 五、粪便乳铁蛋白

乳铁蛋白是在中性粒细胞颗粒中的一种铁结合糖蛋白,存在于各种分泌液中包括母乳。它的名字来源于它存在于母乳中,它的结构又同源于转铁蛋白。乳铁蛋白在先天性的免疫防御中起着广泛的作用。以中性粒细胞积聚为特征的肠道炎症导致粪乳铁蛋白水平升高。相反,单核细胞和淋巴细胞浸润不会导致粪乳铁蛋白水平升高,因为这些细胞类型不表达乳铁蛋白。

相对于肠道炎症的其他粪便生物标志物,包括粪白细胞,髓过氧化物酶和白细胞酯酶,乳铁蛋白的主要优点在于它的升高是稳定的。乳铁蛋白相对抵抗冻融循环和蛋白水解,体外 4 ℃保存可稳定 2 周,尽管在急性胃肠感染诊断方面这个性能的好处尚不清楚。

可以买到一些商品化的乳铁蛋白试剂盒,包括雅培的一种叫做白细胞 EZ Vue 的定性免疫色谱侧流分析和定量的 ELISA 法试剂盒 IBD-SCAN。在来自瑞士的区分 IBD 和 IBS 的一项简单的研究中,IBD-SCAN ROC 曲线下面积为 0.84。非炎症性原因的荟萃分析中,乳铁蛋白在 1:50 稀释 $1^+$ 的情况下,ROC 曲线下面积为 0.79,灵敏度为 95%,特异性为 29%。

### 六、系统性炎症标志物

C-反应蛋白(CRP)和红细胞沉降率(ESR)是两个描述为系统性炎症的首选标志物。虽然这两个炎症标志物已被广泛普及,且容易操作,但是它们缺乏特异性,限制了他们作为感染性胃肠炎标志物的使用。

CRP 是由肝脏相应代表宿主部分炎症反应的白介素 6 而合成。它是一种急性时相反应物,它的部分功能通过激活补体途径体现。20 世纪 30 年代人们首次在急性感染不同具有肺炎双球菌 C 多聚糖病原的人类血清中检测到。CRP 可用几种免疫方法检测。根据 2014 年 CAP 心脏危险能力验证调查结果,免疫比浊法是如今最普遍使用的方法。近来高敏 CRP 试剂盒已被独立研发出来;通过混合患者血清与包被 CRP 抗体的乳胶颗粒来检测。血清中 CRP 引起乳胶颗粒凝集,导致可通过浊度测定的浑浊,且与 CRP 浓度成比例。CRP 检测既准确又便宜且可在 1 小时内完成。CRP 作为胃肠道炎症标志物的应用主要在儿科进行研究。有关儿童的很多研究评价了血清 CRP 在区别细菌性和病毒性尤其是轮状病毒引起的胃肠炎中的作用。在这些研究中,CRP ROC 曲线下的面积在 0.75~0.91,敏感度 54%~92%,特异性 52%~89%。

相比之下,3 项成人肠胃炎的研究表明,CRP ROC 曲线下面积在 0.75~0.91,诊断细菌性肠胃炎的敏感性为 82%~85%,特异性 55%~85%。因此,成人和儿童的 CRP 数据相似,且 CRP 在区别细菌性和病毒性胃肠炎的特定临床处理中可能有适度的效用。尽管 CRP 是一个相对敏感的炎症标志物,但是它缺乏特异性,因为它不能区分组织源性的炎症,也不能明确炎症激发因素是自身免疫因素还是感染因素,更不能区分感染病原是细菌还是病毒。

像 CRP 一样,ESR 由 Edmund Biernacki 于 1897 年首先描述,是一个非特异性的炎症标志物。ESR 是 1 小时内红细胞在玻璃圆柱体内的下降率;然而,最近使用离心的方法在 5 分钟内产生类似的结果。促使沉降的主要血浆因素是纤维蛋白原,一种急性时相反应物,而红细胞的静电电荷或 Z 电位是主要抗沉降的力量。ESR 可在各种促炎条件下延长,包括自身免疫性疾病和感染,而 ESR 减少可能见于某些遗传性红细胞缺陷和充血性心力衰竭。因为使用方便,周转时间快以及与系统性炎症相关,ESR 已被评价为胃肠炎的一种标志物。

至少 4 项研究中 3 个有关儿童的研究已比较了 ESR 在区别细菌和病毒性胃肠炎中的诊断价值。在这些研究中,假如细菌感染 ESR 往往更高,ROC 曲线下面积在 0.57～0.84。而在所有 4 项研究中,CRP 在 ROC 曲线下面积更大,提示 ESR 在区别细菌性和病毒性胃肠炎方面更逊色些。

尽管 ESR 使用历史悠久,但其意义非常有限。首先 ESR 可能因性别、年龄、怀孕、血清免疫球蛋白浓度、红细胞形状与浓度,以及干扰物质如药物而不同。其次,炎症反应的变化与 ESR 的变化不同步,ESR 改变明显滞后,不如 CRP。这些因素限制了 ESR 的再现性和预测值,使得它在大多数处理中不如 CRP 有用。

## 七、血清因子

细胞因子的检测被公认为是提示胃肠炎的病原体是细菌还是病毒的有用的生物标志物。另外建议细胞因子浓度可以作为鉴别患者感染胃肠道病原体的广泛的标志物。已经评估了几个血清标本中的细胞因子,包括白介素 6(IL-6)、白介素 8(IL-8)、α 干扰素(IFN-α),γ 干扰素(IFN-γ),和肿瘤坏死因子-α(TNF-α)。这些细胞因子在介导和调节细菌和病毒感染的免疫系统应答中起各种重要作用。商品化试剂可用于血清标本细胞因子的检测。

几项研究聚焦于应用细胞因子诊断儿童胃肠道感染细菌和病毒的诊断。Yeung 和他的同事评估了 115 位患者(包括 75 位细菌感染和 43 位病毒感染者)标本检测了 IL-6、IL-8、INF-a 和 TNF-a 的浓度。与病毒感染者相比细菌感染者血清中的 IL-6 和 IL-8 浓度显著升高。IL-6 灵敏度和特异性为 75% 和 91%,而 IL-8 的值较低,分别为 46% 和 71%。然而,血清中 INF-a 和 TNF-a 在区别细菌和病毒胃肠道感染的评估灵敏度和特异性更低。有关 IL-6 的这些发现与较小样本人群的其他研究报告相似,敏感度 79％和特异性 86％。血清 IL-8 在区分病原体类型方面的应用同样发现其具有较低的敏感度(50％)和特异性(67％)。2 项独立研究中血清 IL-10 浓度的分析提示,与健康对照相比,无论是细菌还是病毒感染患者 IL-10 均显著升高,但是不能可靠的区分病毒和细菌感染。与 Yeung 和他同事的大样本研究相反,另一项研究(分析 17 例患者病毒性胃肠炎阳性和 14 例患者细菌性胃肠炎阳性)说明血清 TNF-a 浓度在区分病原体中的敏感度为 78％,特异性为 88％。

用于病原体区分的血清细胞因子评价的研究没有概括证明成人血清 IL-6 效用的数据。然而,Weh 和他的同事发现与细菌感染相比,病毒感染时成人血清 IFN-γ 显著升高,但是敏感度为 67％,特异性为 63％,使用 IFN-γ 作为病原体区别的方法在常规临床使用中是次优的。

区别细菌和病毒胃肠道感染的细胞因子水平的定量分析,还得通过研究获得相同结果予以确认。在某种程度上,许多研究动力不足,这是复杂的事实,血清细胞因子在系统性感染或炎症条件下升高,而在胃肠道感染诊断的情况下可能会特异性的下降。

## 八、粪便钙网蛋白

钙网蛋白是由 S100A8 和 S100A9 组成的异二聚体蛋白复合物,存在于中性粒细胞、单核细胞和巨噬细胞内,通过胃肠道细菌并与钙和锌结合。钙网蛋白约占中性粒细胞胞质蛋白的 60％,在中性粒细胞激活部位大量流入。粪便钙网蛋白水平与 IBD 患者粪便中铟标记的中性粒细胞浸润相关性较好。粪便钙网蛋白在室温可稳定 7 日,且不被细菌降解。因此,无需特殊标本运送和防腐。

健康人钙网蛋白水平与年龄成反比,年轻人、健康婴儿水平较高。粪便钙网蛋白在 IBD 患者显著升高,且能用于 IBD 疗效监测。粪便钙网蛋白水平检测还能用于区分 IBD 和 IBS。其他疾病也会导致粪便钙网蛋白水平升高,如囊性纤维症、克罗恩病、溃疡性结肠炎、胃肠道恶性肿瘤和风湿性关节炎。

细菌性胃肠炎患者粪便钙网蛋白水平也并不总是升高。丹麦的一项研究发现,粪便钙网蛋白水平升高的感染性胃肠炎患者,99 名简明弯曲菌培养阳性,140 名空肠弯曲菌培养阳性。其中,感染简明弯曲菌患者相对感染空肠弯曲菌患者来说,症状更轻,粪便钙网蛋白平均浓度也更低,其中 41 名患者的钙网蛋白水平正常(<50 mg/kg)。

在对儿童病毒性和细菌性胃肠道感染粪便钙网蛋白水平研究中，Chen 等发现 153 名阳性患儿，其中 91 例为病毒性，62 例为细菌性；病毒感染者钙网蛋白（中位数为 89 $\mu g/g$）明显低于细菌感染者（中位数为 754 $\mu g/g$）。Sýkora 等对感染患儿的研究也得出了类似结论，细菌感染者粪便钙网蛋白 ROC 曲线下面积为 0.95，诊断灵敏度为 93%，诊断特异性为 88%。Weh 等发现成人细菌性胃肠道感染患者比病毒感染者粪便钙网蛋白水平显著升高，ROC 曲线下面积为 0.746，诊断灵敏度和特异性分别为 87% 和 65%。

综上所述，粪便钙网蛋白可能是一个除简明弯曲菌外的细菌性胃肠道感染的恰当标志物。粪便钙网蛋白对病毒感染患者和已知能导致钙网蛋白潜在增高的胃肠道疾病来说不是一个好的标志物。

# 第三节　粪便的有形成分检验

## 一、直接涂片镜检

### (一)操作

(1)洁净玻片上加等渗盐水 1～2 滴，选择粪便的不正常部分，或挑取不同部位的粪便做直接涂片检查。

(2)制成涂片后，应覆以盖玻片。涂片的厚度以能透过印刷物字迹为度。

(3)在涂片中如发现疑似包囊，则在该涂片上于盖玻片边缘近处加 1 滴碘液或其他染色液，在高倍镜下仔细鉴别，如仍不能确定时，可另取粪便做寄生虫检查。

(4)粪便脂肪由结合脂肪酸、游离脂肪酸和中性脂肪组成，经苏丹Ⅲ染液（将 1～2 g 苏丹Ⅲ溶于 100 mL 70% 乙醇溶液）直接染色后镜检，脂肪呈较大的橘红色或红色球状颗粒，或呈小的橘红色颗粒。若显微镜下脂肪滴＞60 个/HP 表明为脂肪泻。

### (二)注意事项

(1)应注意将植物纤维及其细胞与寄生虫、人体细胞相鉴别，并应注意有无肌纤维、结缔组织、弹力纤维、淀粉颗粒、脂肪小滴等。若大量出现，则提示消化不良或胰腺外分泌功能不全。

（2）细胞中应该注意红细胞、白细胞、嗜酸性粒细胞（直接涂片干后用瑞氏染色）、上皮细胞和巨噬细胞等。

### (三)临床意义

**1.白细胞**

正常粪便中不见或偶见。小肠炎症时,白细胞数量不多(<15 个/HP),均匀混合于粪便中,且细胞已被部分消化难以辨认。结肠炎症如细菌性痢疾时,白细胞大量出现,可见白细胞呈灰白色,胞质中充满细小颗粒,核不清楚,呈分叶状,胞体肿大,边缘已不完整或已破碎,可见成堆出现的脓细胞。若滴加冰醋酸,胞质和核清晰可见。过敏性肠炎、肠道寄生虫病(阿米巴痢疾或钩虫病)时还可见较多的嗜酸性粒细胞,同时常伴有夏科-雷登结晶。

**2.红细胞**

正常粪便中无红细胞。上消化道出血时,红细胞多因胃液及肠液而破坏,可通过隐血试验予以证实。下消化道炎症(如细菌性痢疾、阿米巴痢疾、溃疡性结肠炎)、外伤、肿瘤及其他出血性疾病时可见到多少不等的红细胞。在阿米巴痢疾的粪便中以红细胞为主,成堆存在,并有破碎现象。在细菌性痢疾时红细胞少于白细胞,常分散存在,形态多正常。

**3.巨噬细胞**

正常粪便中无巨噬细胞。胞体较中性粒细胞大,核形态多不规则,胞质常有伪足状突起,内常吞噬有颗粒或细胞碎屑等异物。粪便中出现提示为急性细菌性痢疾,也可见于急性出血性肠炎或偶见于溃疡性结肠炎。

**4.肠黏膜上皮细胞**

整个小肠和大肠黏膜的上皮细胞均为柱状上皮细胞。在生理情况下,少量脱落的上皮细胞大多被破坏,故正常粪便中不易发现。当肠道发生炎症,如霍乱、副霍乱、坏死性肠炎等时,上皮细胞增多。假膜性肠炎时,粪便的黏膜块中可见到数量较多的肠黏膜柱状上皮细胞,多与白细胞共同存在。

**5.肿瘤细胞**

乙状结肠癌、直肠癌患者的血性粪便中涂片染色,可见到成堆的癌细胞,但形态多不太典型,判断较难。

**6.夏科-雷登(Charcot-Leyden)结晶**

为无色或浅黄色两端尖而透明具有折光性的菱形结晶,大小不一。常见于肠道溃疡,尤以阿米巴感染粪便中最易检出。过敏性腹泻及钩虫病患者粪便亦常可见到。

**7.细菌**

占粪便净重的 1/3,小肠正常菌群以乳酸杆菌、肠球菌和类白喉杆菌等为主,大肠正常菌群以厌氧菌为主,包括拟杆菌属、双歧杆菌、梭状芽胞杆菌、乳酸杆菌、厌氧链球菌等。正常菌群消失或比例失调可因大量应用抗生素所致,除涂片染色找细菌外,应采用不同培养基培养鉴定。

## 二、寄生虫检查

### (一)常见寄生虫

消化道寄生虫的某些发育阶段可随粪便排出体外,如原虫滋养体、包囊、卵囊或孢子囊,蠕虫卵、幼虫、成虫或节片。常见的有以下几种。

**1.原虫**

溶组织内阿米巴、迪斯帕内阿米巴、结肠内阿米巴、哈门氏内阿米巴、微小内蜒阿米巴、布氏嗜碘阿米巴、人芽囊原虫、兰氏贾第鞭毛虫、梅氏唇鞭毛虫、脆弱双核阿米巴、人毛滴虫、结肠小袋纤毛虫、隐孢子虫、圆孢子球虫、贝氏等孢球虫、毕氏肠微孢子虫、脑炎微孢子虫。

**2.吸虫**

华支睾吸虫卵、布氏姜片虫卵、肝片形吸虫卵、横川后殖吸虫卵、异形异形吸虫卵;绦虫:带绦虫卵、微小膜壳绦虫卵、缩小膜壳绦虫卵、阔节裂头绦虫卵。

**3.线虫**

蛔虫卵、蛲虫卵、钩虫卵、鞭虫卵、粪类圆线虫幼虫。

某些非肠道寄生虫的某一发育阶段可通过一定的途径进入肠道,随粪便排出,常见的有并殖吸虫卵和裂体吸虫卵。

某些节肢动物的成虫或幼虫如蝇蛆也可见于粪便标本。

### (二)标本的采集、运送和保存

**1.标本的采集**

某些物质和药物会影响肠道原虫的检测,包括钡餐、矿物油、铋、抗菌药物(甲硝唑、四环素)、抗疟药物及无法吸收的抗腹泻制剂。当服用了以上药物或制剂后,可能在一周或数周内无法检获寄生虫。因此,粪便样本应在使用钡餐前采集,若已服用钡餐,采样时间需推迟 5～10 日;服用抗菌药物则至少停药 2 周后采集样本。为提高阳性检出率,推荐在治疗前送三份样本进行常规粪便寄生虫检查,三份样本应尽可能间隔一日送一份,或在 10 日内送检,并在运送途中注意保温。当粪便排出体外后,如不立即检查,滋养体推荐同一日或连续三日送检。严重水样腹泻的患者,因病原体可能因粪便被大量稀释而漏检,故在咨询医师后可增加一日内的送检样本数。

2.标本的运送

新鲜粪便样本应置于清洁、干燥的广口容器内,容器不能被水、尿液、粉尘污染。可疑诊断及相关的旅行史有助于实验室诊断,应尽量记录在申请单上。对于动力阳性的滋养体(阿米巴、鞭毛虫或纤毛虫)必须采用新鲜的样本,并在运送途中注意保温。当粪便排出体外后,滋养体不会再形成包囊,如不立即检查,滋养体可能会破裂;液体样本应在排出后 30 分钟内检查,软(半成形)样本可能同时含有原虫的滋养体和包囊,应在排出后 1 小时内检查;成形粪便样本只要在排出后的 24 小时内检查,原虫的包囊不会发生改变。大多数的蠕虫虫卵和幼虫、球虫卵囊和微孢子虫的孢子能存活较长时间。

3.标本的保存

如果粪便样本排出后不能及时检查,则要考虑使用保存剂。为了保持原虫的形态及阻止蠕虫虫卵和幼虫的继续发育,粪便样本可在排出后立刻放入保存剂,充分混匀后放置于室温。可供选择的保存剂有甲醛溶液、醋酸钠-醋酸-甲醛(sodium acetate-acetic acid-formalin,SAF)、肖氏液和聚乙烯醇(polyvinyl alcohol,PVA)等。

(1)甲醛溶液:甲醛溶液是一种通用保存剂,适用于蠕虫虫卵和幼虫以及原虫的包囊,易制备、保存期长。建议用 5% 浓度保存原虫包囊,10% 浓度用于蠕虫虫卵和幼虫的保存。样本与甲醛溶液的比例为 1∶10。甲醛溶液水溶液只可用于样本湿片的检查,但对于肠道原虫的鉴定,湿片检查的准确性远低于染色涂片。甲醛溶液保存的样本不适用于某些免疫分析,不适用于分子诊断(PCR)。

(2)醋酸钠-醋酸-甲醛:SAF 保存的样本可用于浓集法和永久染色涂片,但虫体形态不如用含氯化汞固定剂的清楚。SAF 保存期长,制备简单,但黏附性差,建议将标本涂于白蛋白包被的玻片上。可用于蠕虫虫卵和幼虫、原虫滋养体和包囊、球虫卵囊和微孢子虫孢子的保存。

SAF 配方:醋酸钠 1.5 g,冰醋酸 2.0 mL,甲醛(37%～40%)4.0 mL,蒸馏水 92.0 mL。

(3)肖氏液:肖氏液用于保存新鲜粪便样本或者是来自于肠道黏膜表面的样本,能很好地保持原虫滋养体和包囊的形态。永久染色涂片可用固定后的样本制备,不推荐用于浓集法。液体或黏液样本的黏附性差。该液含氯化汞,丢弃废物注意避免环境污染。

肖氏液的配制:氯化汞 110 g,蒸馏水 1000 mL 置于烧杯中煮沸至氯化汞溶解(最好在通风橱中进行),静置数小时至结晶形成,为饱和氯化汞水溶液。饱和氯化汞水溶液 600 mL 和 95% 乙醇 300 mL 混合为肖氏液的储存液,临用前每 100 mL 储存液中加入 5 mL 冰醋酸。

(4)聚乙烯醇:PVA 是一种合成树脂,通常将其加入肖氏液使用。当粪便-PVA 混合物涂于玻片时,由于 PVA 的存在,混合物可以很好地黏附在玻片上,固定作用由肖氏液完成。PVA 的最大优点在于可制备永久染色涂片。PVA 固定液也是保存包囊和滋养体的推荐方法,并且可将样本以普通邮件的方式从世界的任何地方邮寄到实验室进行检查。PVA 对于水样便尤其适用,使用时 PVA 和样本的比例是 3∶1。含 PVA 的样本不能用于免疫分析,但适用于 DNA-PCR 分析。

PVA 固定液:PVA 10.0 g,95% 乙醇 62.5 mL,饱和氯化汞水溶液 125.0 mL,冰醋酸 10.0 mL,甘油 3.0 mL。将各液体成分置烧杯中混匀,加入 PVA 粉末(不要搅拌),用大培养皿或锡箔盖住烧杯放置过夜,待 PVA 吸收水分。将溶液缓慢加热至 75 ℃,移开烧杯,摇动混合 30 秒至获得均一、略带乳白色溶液。

### (三)常用检验方法

粪便样本是实验室诊断寄生虫感染的最常见样本,可以通过直接涂片法、浓集法及永久染色涂片三个独立的步骤对每个样本进行检查。直接涂片法要求新鲜粪便,可以检获活动的原虫滋养体、原虫包囊、蠕虫虫卵和幼虫;浓集法可提高原虫包囊、球虫卵囊、微孢子虫孢子及蠕虫虫卵和幼虫的检出率,有沉淀法和浮聚法;永久染色涂片更易于进行肠道原虫的鉴定。

1.直接涂片法

常用方法有生理盐水涂片法和碘液染色涂片法,前者适用于蠕虫卵和原虫滋养体的检查,后者适用于原虫包囊的检查。

(1)操作:在洁净的载玻片中央加一滴生理盐水,用竹签挑取绿豆大小的粪便,在生理盐水中调匀涂开,涂片厚度以透过玻片可隐约辨认书上字迹为宜,盖上盖玻片镜检。先在低倍镜下按顺序查找,再换用高倍镜观察细微结构。检查原虫包囊时,以碘液代替生理盐水,或在生理盐水涂片上加盖玻片,然后从盖玻片一侧滴碘液一滴,待其渗入后观察。

(2)注意事项:①直接涂片法操作简便,但易漏诊,每份标本应做 3 张涂片以提高检出率;②虫卵鉴定的依据包括形状、大小、颜色、卵壳、内含物及有无卵肩、小钩、小棘等特殊结构,要与粪便残渣、食入的酵母菌、花粉、植物纤维等区别;③检查滋养体时涂片方法同上,涂片宜薄;粪便应在排出后立即送检,注意保温;黏液血便中虫体较多,可观察滋养体伪足或鞭毛的活动;④碘液配制:碘化钾 4 g 溶于 100 mL 蒸馏水中,加入碘 2 g 溶解后贮于棕色瓶中备用。

2.定量透明法(Kato-Katz 虫卵计数法)

(1)操作:用于多种蠕虫卵的定量检查。应用改良聚苯乙烯作定量板,大小为 40 mm×30 mm×1.37 mm,模孔为一长圆孔,孔径为 8 mm×4 mm,两端呈半圆形,孔内平均可容纳粪样 41.7 mg。操作时将 100 目/寸的尼龙网或金属筛网覆盖在粪便标本上,自筛网上用刮片刮取粪便。将定量板置于载玻片上,用手指压住定量板的两端,将自筛网上刮取的粪便填满模孔,刮去多余的粪便。掀起定量板,载玻片上留下一长条形的粪样。将浸透甘油-孔雀绿溶液的玻璃纸(5 cm×2.5 cm)覆盖在粪样上,用胶塞轻轻加压,使粪样展平铺成一长椭圆形,25 ℃经 1～2 小时粪便透明后即可镜检,观察并记录粪样中的全部虫卵数。将虫卵数乘以 24,再乘以粪便性状系数(成形便 1、半成形便 1.5、软湿便 2、粥样便 3、水泻便 4),即为每克粪便虫卵数(eggs per gram,EPG)。

(2)注意事项:①保证粪样新鲜、足量;②掌握粪膜的厚度和透明的时间,其对虫卵的辨认非常重要,钩虫卵不宜透明过久;③玻璃纸的准备:将亲水性玻璃纸剪成 30 mm×22 mm 的小片,浸于甘油-孔雀绿溶液(甘油 100 mL,3%孔雀绿水溶液 1 mL,水 100 mL)中至少 24 小时直至玻璃纸呈绿色。

3.沉淀法

(1)操作:①自然沉淀法:利用比重较水大的蠕虫卵和原虫包囊可沉集于水底的原理,以提高检出率。取粪便 20～30 g,加水制成悬液,经 40～60 目金属筛过滤至 500 mL 锥形量杯中,用水清洗筛上残渣,量杯中加水接近杯口,静置 25～30 分钟。倾去上层液体,再加水。每隔 15～20 分钟换水 1 次,重复操作3～4 次,直至上层液澄清为止。倾去上清液,取沉渣涂片镜检。若检查原虫包囊,换水间隔时间宜延长至 6～8 小时。②离心沉淀法:取粪便约 5 g,加水 10 mL 调匀,双层纱布过滤后转入离心管中,1500～2000 rpm 离心 1～2 分钟。倾去上液,加入清水,再离心沉淀。重复 3～4 次,直至上液澄清为止。最后倾去上液,取沉渣镜检。此法可查蠕虫卵和原虫包囊。③醛醚沉淀法:取粪便 1～2 g,加水 10～20 mL 调匀,将粪便混悬液经双层纱布过滤于离心管中,1500～2000 rpm 离心 2 分钟;倒去上层粪液,保留沉渣,加水混匀,离心;倒去上液,加 10%甲醛 7 mL。5 分钟后加乙醚 3 mL,充分摇匀后离心,可见管内自上而下分为四层,即：乙醚层、粪便层、甲醛层、微细粪渣层。取底部粪渣镜检。

(2)注意事项：①对比重较轻的虫卵如钩虫卵用自然沉淀法效果不佳；②醛醚沉淀法浓集效果好，不损伤包囊和虫卵，易于观察和鉴定，但对布氏嗜碘阿米巴包囊、贾第鞭毛虫包囊及微小膜壳绦虫卵等的效果较差。

**4.浮聚法**

(1)操作：具体如下。①饱和盐水浮聚法：利用某些蠕虫卵的比重小于饱和盐水(比重 1.180～1.200)，虫卵可浮于水面的原理。取粪便约 1 g 置浮聚瓶(高 35 mm，内径 20 mm)中，加入少量饱和盐水，充分搅匀后加入饱和盐水至液面稍凸出于瓶口而不溢出。在瓶口覆盖一洁净载玻片，静置 15～20 分钟，将载玻片垂直提起并迅速翻转向上、镜检。适用于检查线虫卵、带绦虫卵及微小膜壳绦虫卵，以检查钩虫卵效果最好，不适用于检查吸虫卵和原虫包囊。②硫酸锌浮聚法：取粪便约 1 g，加清水约 10 mL，充分搅匀，用 2～3 层纱布过滤，置离心管，2500 rpm 离心 1 分钟，弃上清，加入清水混匀离心，反复洗涤 3～4 次至水清，最后一次弃上清液后，在沉渣中加入 33%的硫酸锌液(比重 1.18)至距管口约 1 cm 处，离心 1 分钟。用金属环取表面的粪液于载玻片上，加碘液一滴，镜检。主要用于检查原虫包囊、球虫卵囊、线虫卵和微小膜壳绦虫卵。

(2)注意事项：①使用饱和盐水浮聚法时，大而重的蠕虫卵(如未受精蛔虫卵)或有卵盖的虫卵(吸虫卵和某些绦虫卵)在比重小于 1.35 的漂浮液中不能达到最佳的漂浮效果，在这种情况下，表面层和沉淀均应进行检查；②硫酸锌浮聚法在操作完成后应立即取样镜检，如放置时间超过 1 小时可能发生病原体形态改变而影响观察。取标本时用金属环轻触液面即可，切勿搅动。

**5.永久染色法**

永久染色法可对湿片中发现的可疑物进行确认，以及鉴定在湿片中未发现的原虫。其他的来自肠道的样本如十二指肠吸取物或引流液，肠检胶囊法获得的黏液，乙状结肠镜获得的样本也可用永久染色法检查原虫。多种染色方法可用，最常用的是铁-苏木素染色法和三色染色法。

(1)操作：具体如下。①铁-苏木素染色法：用于除球虫和微孢子虫以外的其他常见肠道原虫滋养体和包囊的鉴定。新鲜粪便标本、含 PVA 的固定标本、保存在肖氏液或 SAF 中的标本均可用铁-苏木素染色。将制备好的玻片于 70%乙醇中放置 5 分钟(若使用了含汞固定剂，需接着将玻片在含碘 70%乙醇中放置 5 分钟，然后再放入 70%乙醇中 5 分钟)，用流水冲洗 10 分钟，然后将玻片置于铁-苏木素工作液中 5 分钟。着色后，用流水再次冲洗 10 分钟，将玻片依次放入

70％乙醇、95％乙醇、100％乙醇（两次）、二甲苯（或者替代品）中，每种试剂放置5分钟；加中性树胶封片剂和盖玻片。推荐使用油镜镜检，至少检查300个视野。铁-苏木素染色液（Spencer-Monroe 方法）：溶液 1，苏木素（晶体或粉末）10 g，乙醇 1000 mL。将溶液放入透明带塞的瓶中，室温光亮处放置至少 1 周使其成熟；溶液 2，硫酸铵亚铁 10 g，硫酸铵铁 10 g，浓盐酸 10 mL，蒸馏水 1000 mL。将溶液 1 和溶液 2 等体积混合。工作液应每周更换以保证新鲜。含碘 70％乙醇：制备储存液，将碘晶体加入 70％乙醇中，直至溶液颜色呈深色（1～2 g/100 mL）。使用时以 70％乙醇稀释储存液直至溶液颜色呈深红棕色或深茶色。当颜色符合要求时不必更换工作液。更换时间取决于染色涂片的数量和容器的大小（1 周至几周）。②三色染色法：用 PVA 固定的大便标本或肖氏液保存的样本可使用 Wheathley 三色染色。新鲜标本涂片后立即放入肖氏固定液中至少 30 分钟。涂片厚度以透过玻片可以看到书上的字迹为宜。将制备好的玻片于 70％乙醇中放置 5 分钟，若使用含汞固定剂，先将玻片在含碘 70％乙醇中放置 1 分钟（新鲜标本）或 10 分钟（PVA 固定风干的标本）。然后再将玻片放在 70％乙醇中 5 分钟（两次）。在三色染色液中放置 10 分钟，然后用含醋酸 90％乙醇冲洗 1～3 秒。将玻片在 100％乙醇中多次浸泡，然后放入 100％乙醇 3 分钟（两次），再放入二甲苯中 5～10 分钟（两次）。加中性树胶封片剂和盖玻片。过夜晾干或放于 37 ℃ 1 小时，油镜观察。三色染色液：铬变蓝 0.6 g，亮绿 0.3 g，磷钨酸 0.7 g，冰醋酸 1.0 mL，蒸馏水 100 mL。制备的染液呈紫色，室温保存，保存期 24 个月。含碘 70％乙醇：制备同铁-苏木素染色法。含醋酸 90％乙醇：90％乙醇 99.5mL，醋酸 0.5mL，混合。

(2)结果判定：当涂片充分固定且染色操作正确时，原虫滋养体的胞质染成蓝绿色，有时染成淡紫色，包囊染成更淡一些的紫色，胞核和内含物（棒状染色体、红细胞、细菌和棱锥体）呈红色，有时是淡紫色。背景通常染成绿色。

(3)注意事项：①用于质量控制的粪便样本可以是含有已知原虫的固定粪便样本或是用 PVA 保存的加入棕黄层（buffy coat 细胞或巨噬细胞）的阴性粪便样本；②用阳性 PVA 样本制备的质控涂片或含有棕黄层细胞的 PVA 样本制备的涂片进行室内质控。新配染液或每周至少一次进行室内质控；③若二甲苯变成云雾状或装有二甲苯的容器底有水积聚应弃去旧试剂，清洗容器，充分干燥，并更换新的 100％乙醇和二甲苯；④所有的染色盘应盖盖子以防止试剂蒸发；⑤铁-苏木素染色法和三色染色法不易识别隐孢子虫和环孢子虫卵囊，建议使用抗酸染色或免疫测定试剂盒检查。

### 6.改良抗酸染色法

可鉴定微小隐孢子虫、贝氏等孢球虫、卡氏圆孢子虫。新鲜标本、甲醛溶液固定标本均可使用,其他类型的标本如十二指肠液、胆汁和痰等都可以染色。

(1)操作:具体如下。①滴加第 1 液于晾干的粪膜上,1.5～10 分钟后水洗;滴加第 2 液,1～10 分钟后水洗;滴加第 3 液,1 分钟后水洗,待干,置显微镜下观察。推荐使用油镜镜检,至少检查 300 个视野。②染液配制:苯酚复红染色液(第 1 液):碱性复红 4 g 溶于 20 mL 95％乙醇,苯酚(石炭酸)8 mL 溶于 100 mL 蒸馏水,混合两溶液;10％硫酸(第 2 液):纯硫酸 10 mL,蒸馏水 90 mL(边搅拌边将硫酸徐徐倾入水中);20 g/L 孔雀绿液(第 3 液):20 g/L 孔雀绿原液 1 mL,蒸馏水 10 mL。

(2)结果判定:背景为绿色,卵囊呈玫瑰红色,圆形或椭圆形。

(3)注意事项:每次染色都要用 10％甲醛溶液固定保存的含有隐孢子虫的样本作阳性对照。

### 7.钩蚴培养法

(1)操作:加冷开水约 1 mL 于洁净试管(1 cm×10 cm)内。将滤纸剪成与试管等宽但较试管稍短的“T”形纸条,用铅笔书写受检者姓名或编号于横条部分。取粪便约 0.2～0.4 g,均匀地涂抹在纸条的上 2/3 部分,再将纸条插入试管,下端浸泡在水中,以粪便不接触水面为度。在 20～30 ℃条件下培养。培养期间每日沿试管壁补充冷开水,以保持水面位置。3 日后用肉眼或放大镜检查试管底部。钩蚴在水中常作蛇形游动,虫体透明。如未发现钩蚴,应继续培养观察至第 5 日。气温太低时可将培养管放入温水(30 ℃)中数分钟后,再行检查。

(2)注意事项:根据钩虫卵在适宜条件下可在短时间内孵出幼虫的原理而设计。因不排除培养物中存在感染性丝状蚴的可能性,故在操作时需非常小心,并有必要的防护措施。

### 8.毛蚴孵化法

(1)操作:取粪便约 30 g,经自然沉淀法浓集处理后,取粪便沉渣镜检查虫卵,若为阴性则将全部沉渣导入三角烧瓶内,加清水(去氯水)至瓶口,在 20～30 ℃的条件下经 4～6 小时孵育后用肉眼或放大镜观察,如见水面下有针尖大小白色点状物做直线来往游动,即是毛蚴。如发现毛蚴,应用吸管吸出,在显微镜下鉴定。观察时应将烧瓶向着光源,衬以黑纸背景,毛蚴在接近液面的清水中。如无毛蚴,每隔 4～6 小时(24 小时内)观察一次。

(2)注意事项:依据血吸虫卵内的毛蚴在适宜温度的清水中,短时间内可孵出的特性而设计,适用于早期血吸虫病患者的粪便检查。①样本不能加保存剂,不能冷冻;②夏季室温高时,在自然沉淀过程中可能有部分毛蚴孵出,并在换水时流失,此时需用1.2%盐水或冰水替代清水以抑制毛蚴孵出,最后一次才改用室温清水;③毛蚴孵化法的优点在于检出率高于浓集法,可根据孵化出的幼虫形态特点进行种属鉴定,获取大量幼虫用于研究,但操作相对复杂,耗时,目前临床实验室一般很少采用。

9.肛门拭子法

用于检查蛲虫卵和带绦虫卵,常用的方法有透明胶纸法和棉签拭子法。

(1)操作:具体如下。①透明胶纸法:将宽2 cm、长6 cm的透明胶纸贴压肛门周围皮肤,可用棉签按压无胶一面,使胶面与皮肤充分粘贴,然后将胶纸平贴于载玻片上,镜检。②棉签拭子法:将棉拭子在生理盐水中浸湿,挤去多余的盐水,在受检者肛门皱褶处擦拭,然后将棉拭子放入盛有生理盐水的试管中充分振荡,离心沉淀,取沉渣镜检。

肛周蛲虫成虫检查可在夜间待患儿入睡后检查肛门周围是否有白色小虫,可将发现的虫体装入盛有70%乙醇的小瓶内送检。

(2)注意事项:两种方法以透明胶纸法效果较好,操作简便。若为阴性,应连续检查2～3日。

10.粪便标本成虫的检查

某些肠道寄生虫可自然排出或在服用驱虫药物后随粪便排出,通过检查和鉴定排出的虫体可作为诊断和疗效考核的依据。①肉眼可见的大型蠕虫或蝇蛆:可直接用镊子或竹签挑出置大平皿内,清水洗净后置生理盐水中观察。②小型蠕虫:可用水洗过筛的方法。收集患者24～72小时的粪便,加适量水搅拌成糊状,倒入40目铜筛中过滤,用清水轻轻地反复冲洗筛上的粪渣,直至流下的水澄清为止。将铜筛内的粪渣倒入大玻璃皿内,加少许生理盐水,其下衬以黑纸,用肉眼或放大镜检查有无虫体。获得的虫体可用肉眼、放大镜或解剖镜观察,根据虫体的大小、形状、颜色等进行鉴别。也可将虫体透明或染色后再进行鉴定。③猪肉绦虫和牛肉绦虫的孕节:置于两张载玻片之间,压平,对光观察其子宫分支情况后鉴定虫种。也可用注射器从孕节后端正中部的子宫孔注入碳素墨水或卡红染液,待子宫分支显现后计数鉴定。

(四)检验结果报告与解释

所有查见的寄生虫包括卵、幼虫和成虫都应报告,并应报告所鉴定虫体的完整种名和属名。医学节肢动物的鉴别相对复杂,特别是其幼虫的鉴别难度较大,需要专家的帮助。实验室应能对常见重要医学节肢动物有一定的认识,并能进行初步的鉴定。

一般情况下,实验室对原虫和蠕虫可不予定量,但需指出具体时期(如滋养体、包囊、卵囊、孢子、卵或幼虫)。若要定量,则标准应一致(表 3-1)。检获人芽囊原虫(症状与感染数量可能有关)和鞭虫(轻症感染可不予治疗)需要定量。

表 3-1　虫体定量

| 类别 | 定量 | |
| --- | --- | --- |
| | 原虫 | 蠕虫 |
| 极少 | 2～5/全片 | 2～5/全片 |
| 少量 | 1/5～1/高倍视野 | 1/5～1/高倍视野 |
| 中等 | 1～2/高倍视野 | 1～2/高倍视野 |
| 多量 | 若干/高倍视野 | 若干/高倍视野 |

对夏科-雷登结晶应报告并定量。夏科-雷登结晶为菱形无色透明结晶,其两端尖长,大小不等,折光性强,是嗜酸性粒细胞破裂后嗜酸性颗粒相互融合而成。肺吸虫引起的坏死及肉芽肿以及阿米巴痢疾患者的粪便中等可见到夏科-雷登结晶。

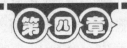

# 体液及分泌物检验

## 第一节　脑脊液检验

脑脊液检验主要包括脑脊液理学、化学、有形成分及病原学等检查,中枢神经系统任何部位发生感染、肿瘤、外伤等均可引起脑脊液性状和成分改变,因此,脑脊液检验可为中枢神经系统疾病的诊断和治疗提供依据。

### 一、脑脊液理学检验

脑脊液理学检验包括脑脊液颜色、透明度、凝固性、比重。

#### (一)颜色

1.结果判定

正常为无色透明;病理情况下可有不同改变。

2.临床意义

中枢神经系统发生感染、出血、肿瘤等,脑脊液中出现过多的白细胞、红细胞和其他色素,颜色会发生异常改变。

(1)红色:多见于穿刺损伤出血、蛛网膜下隙出血或脑室出血等。如标本为血性,为区别病理性出血或穿刺损伤,应注意:①将血性脑脊液离心沉淀(1500 r/min),如上层液体呈黄色,隐血试验阳性,多为病理性出血,且出血时间已超过 4 小时,约 90% 患者为 12 小时内发生出血;如上层液体澄清无色,红细胞均沉管底,多为穿刺损伤或因病变所致新鲜出血。②显微镜下红细胞皱缩,不仅见于陈旧性出血,在穿刺损伤引起出血时也可见到。因脑脊液渗透压较血浆高所致。

(2)黄色:除陈旧性出血外,脑脊髓肿瘤所致脑脊液滞留时,也可呈黄色;黄疸患者(血清胆红素 171~257 $\mu$mol/L)脑脊液也可呈黄色,但前者呈黄色透明胶冻状;橘黄色见于血液降解和进食大量胡萝卜素。

（3）米汤样：为白细胞增多，可见于各种化脓性细菌引起的脑膜炎。

（4）绿色：可见于铜绿假单胞菌、肺炎链球菌、化脓性链球菌引起的脑膜炎。

（5）褐色或黑色：黑色可见于侵犯脑膜的中枢神经系统黑色素瘤；褐色可见于脑出血的康复期。

## （二）透明度

### 1.结果判定

正常为清澈透明；病理情况下可有不同程度的浑浊。

### 2.临床意义

脑脊液中细胞数＞$300×10^6$/L 或含大量细菌、真菌时呈不同程度混浊。结核性脑膜炎时呈毛玻璃样浑浊；化脓性脑膜炎时呈脓性浑浊；正常脑脊液可因穿刺过程中带入红细胞而呈轻度浑浊。

## （三）凝固性

### 1.结果判定

静置 24 小时不形成薄膜、凝块或沉淀。

### 2.临床意义

脑脊液中蛋白质（特别是纤维蛋白原）含量多于 10 g/L 时出现薄膜、凝块或沉淀，如：化脓性脑膜炎在 1～2 小时内即可出现肉眼可见的凝块；结核性脑膜炎在 12～24 小时内形成薄膜或纤细凝块；神经梅毒可出现小絮状凝块；蛛网膜下隙阻塞时呈黄色胶冻状。脑脊液同时存在胶样凝固、黄变症和蛋白质-细胞分离（蛋白质明显增高，细胞正常或轻度增高）、隐血试验阴性，称为 Froin 综合征，是蛛网膜下隙梗阻的脑脊液特点。

## （四）比重

### 1.原理

采用折射仪法。

### 2.操作

（1）使用手持折射仪时，用左手指握住橡胶套，右手调节目镜，防止体温传入仪器，影响测量精度。

（2）打开进光板，用柔软绒布将折光棱镜擦拭干净。

（3）将蒸馏水数滴，滴在折光棱镜上，轻轻合上进光板，使溶液均匀分布于棱镜表面，并将仪器进光板对准光源或明亮处，眼睛通过接目镜观察视场，如果视场明暗分界不清楚，则旋转接目镜使视场清晰，再旋转校零螺钉，使明暗分界线置于零位。然后擦净蒸馏水,换上待测脑脊液,此时视场所处相应分划刻度值则为比重。

2.参考区间

腰椎穿刺:1.006～1.008。脑室穿刺:1.002～1.004。小脑延髓池穿刺:1.004～1.008。

3.临床意义

比重增高常见于各种颅内炎症、肿瘤、出血性脑病、尿毒症和糖尿病;比重降低见于脑脊液分泌增多。

## 二、脑脊液化学检验

### (一)蛋白质定性试验

1.原理

脑脊液中球蛋白与苯酚结合,可形成不溶性蛋白盐而下沉,产生白色浑浊或沉淀,即潘氏试验阳性。

2.试剂

5%酚溶液:取纯酚 25 mL,加蒸馏水至 500 mL,用力振摇,置 37 ℃温箱内1～2 日,待完全溶解后,置棕色瓶内室温保存。

3.操作

取试剂 2～3 mL,置小试管内,用毛细滴管滴入脑脊液 1～2 滴,衬以黑背景,立即观察结果。

4.结果判定

阴性:清晰透明,不显雾状。

极弱阳性(±):微呈白雾状,在黑色背景下,才能看到。

阳性:(＋)为灰白色云雾状;(2＋)为白色浑浊;(3＋)为白色浓絮状沉淀;(4＋)为白色凝块。

5.临床意义

正常时多为阴性。有脑组织和脑膜感染性疾患(如化脓性脑膜炎、结核性脑膜炎、中枢神经系统梅毒、脊髓灰白质炎和流行性脑炎等)、蛛网膜下隙出血及蛛网膜下隙梗阻等时常呈阳性反应。脑出血时多呈强阳性反应,如外伤性血液混入脑脊液中,亦可呈阳性反应。

### (二)蛋白质定量测定

1.原理

磺基水杨酸为生物碱试剂,能沉淀蛋白质,对白蛋白沉淀能力比球蛋白强,加适量硫酸钠后,沉淀清、球蛋白的能力趋于一致,再与标准蛋白比较进行定量测定,即磺基水杨酸-硫酸钠比浊法。

**2.试剂**

磺基水杨酸-硫酸钠(SS-S)试剂:取磺基水杨酸 3.0 g 和无水硫酸钠 7.0 g,加蒸馏水至 100 mL。过滤后,储存于棕色瓶中,如显色或混浊则不能用。

**3.操作**

(1)制备标准曲线:含蛋白质 200 mg/L、400 mg/L、800 mg/L、1200 mg/L、1600 mg/L 的稀释混合人血清蛋白标准系列各 0.5 mL,加 SS-S 试剂 4.5 mL,充分混匀 7～15 分钟后,用 420 nm 波长比浊,以吸光度为纵坐标,蛋白质为横坐标,绘制标准曲线。

(2)样品检测:取待测脑脊液标本各 0.5 mL 于两个试管中,其中一个试管加 SS-S 试剂 4.5 mL,另一个试管加 154 mmol/L 的 NaCl 溶液 4.5 mL 作为空白管。在与制作标准曲线相同的条件下比色,所测吸光度可从标准曲线上求得蛋白质浓度。

**4.参考区间**

腰椎穿刺:0.2～0.4 g/L;脑室穿刺:0.05～0.15 g/L;小脑延髓池穿刺:0.10～0.25 g/L(磺基水杨酸-硫酸钠比浊法)。

**5.临床意义**

(1)中枢神经系统炎症:脑部感染时,脑膜和脉络丛毛细血管通透性增加,首先是白蛋白增高,随后是球蛋白和纤维蛋白增高。

(2)神经根病变:如梗阻性脑积水、吉兰-巴雷综合征,多数患者有蛋白质增高,而细胞数正常或接近正常,即蛋白-细胞分离现象。

(3)椎管内梗阻:脑与蛛网膜下隙互不相通,血浆蛋白由脊髓静脉渗出时,脑脊液蛋白质含量显著增高,有时高达 30～50 g/L,如脊髓肿瘤、转移癌、粘连性蛛网膜炎等。

(4)其他:早产儿脑脊液蛋白含量可达 2 g/L,新生儿为 0.8～1.0 g/L,出生 2 个月后逐渐降至正常水平。

**6.注意事项**

(1)脑脊液如呈混浊外观,应先离心取上清液检查。如蛋白质浓度过高,应先用生理盐水稀释后再测定。

(2)加入 SS-S 试剂的方法、速度,室温和比浊前标本放置时间都会影响实验结果,故操作时应注意控制操作方法和比浊时间与标准曲线制作方法一致。应随气温改变,勤作标准曲线。

### (三)葡萄糖测定

1.原理

采用己糖激酶法,同血清葡萄糖测定。

2.参考区间

腰椎穿刺:2.5～4.4 mmol/L。脑室穿刺:3.0～4.4 mmol/L。小脑延髓池穿刺:2.8～4.2 mmol/L(己糖激酶法)。

3.临床意义

正常脑脊液内葡萄糖含量仅为血糖的 50%～80%,早产儿及新生儿因血脑屏障通透性增高,葡萄糖含量比成人高,一般认为无病理意义。葡萄糖增高见于脑出血、影响到脑干的急性外伤、中毒及糖尿病等;降低见于急性化脓性脑膜炎、结核性脑膜炎、真菌性脑膜炎、脑肿瘤、神经性梅毒和低血糖等。

### (四)氯化物测定

1.原理

采用电极分析法,同血清氯化物测定。

2.参考区间

成人:120～130 mmol/L。儿童:111～123 mmol/L(电极分析法)。

3.临床意义

(1)氯化物增高见于脱水、尿毒症、心力衰竭及浆液性脑膜炎等。

(2)氯化物降低主要见于呕吐、细菌性脑膜炎、真菌性脑膜炎、结核性脑膜炎、病毒性脑膜炎、肾上腺皮质功能减退、肾病变、脊髓灰质炎及脑肿瘤等。

### (五)酶类测定

1.原理

采用速率法,同血清相关酶类测定。

2.参考区间

乳酸脱氢酶(LDH)<40 U/L、天冬氨酸氨基转移酶(AST)<20 U/L、丙氨酸氨基转移酶(ALT)<15 U/L、肌酸激酶(CK)0.5～2.0 U/L、腺苷脱氨酶(ADA)<8 U/L(速率法)。

3.临床意义

LDH 活性增高见于脑组织坏死、出血等。ALT、AST 活性增高见于脑梗死、脑萎缩及急性颅脑损伤等。CK 活性增高见于化脓性脑膜炎、结核性脑膜炎及多发性硬化等。ADA 活性增高见于化脓性脑膜炎、脑出血及吉兰-巴雷综合征等。

### (六)免疫球蛋白测定

**1.原理**

采用免疫比浊法,同血清免疫球蛋白测定。

**2.参考区间**

IgG 10～40 mg/L,IgA＜6 mg/L,IgM＜0.22 mg/L 和 IgE 极少量(免疫比浊法)。

**3.临床意义**

IgG 增高见于神经梅毒、化脓性脑膜炎、结核性脑膜炎及病毒性脑膜炎等;IgA 增高见于化脓性脑膜炎、结核性脑膜炎及病毒性脑膜炎等;IgM 增高见于化脓性脑膜炎、病毒性脑膜炎、肿瘤及多发性硬化等;IgE 增高见于脑寄生虫病等。

### (七)蛋白质电泳

**1.原理**

常用醋酸纤维素薄膜电泳和琼脂糖凝胶电泳法,同血清蛋白质电泳测定。

**2.参考区间**

前清蛋白 3%～6%,白蛋白 50%～70%,$\alpha_1$-球蛋白 4%～6%,$\alpha_2$-球蛋白 4%～9%,$\beta$-球蛋白 7%～13% 和 $\gamma$-球蛋白 7%～8%(琼脂糖凝胶电泳法)。

**3.临床意义**

前清蛋白增高见于舞蹈症、帕金森病及脑积水等,减少见于中枢神经系统炎症;白蛋白增高见于脑血管病变,减少见于脑外伤急性期;$\alpha$-球蛋白增高见于脑膜炎、脑肿瘤等;$\beta$-球蛋白增高见于退行性病变、外伤后偏瘫等;$\gamma$-球蛋白增高见于脑胶质瘤、多发性硬化等。

## 三、脑脊液有形成分分析

### (一)操作

**1.红细胞计数**

(1)澄清标本:可混匀脑脊液后用滴管直接滴入血细胞计数池,静置 1 分钟,在高倍镜下,计数 5 个大方格内红细胞数,乘以 2 即为每微升红细胞数。如用升表示,则再乘以 $10^6$。

(2)浑浊或血性标本:可用微量吸管吸取混匀的脑脊液 20 μL,加入含红细胞稀释液 0.38 mL 的小试管内,混匀后滴入血细胞计数池内,静置 2～3 分钟,在高倍镜下,计数中央大方格内四角和正中 5 个中方格内红细胞数,乘以 1000 即为每升脑脊液的细胞总数。对压线细胞按"数上不数下、数左不数右"的原则。

2.白细胞计数

(1)非血性标本:小试管内加入冰醋酸 1～2 滴,转动试管,使内壁沾有冰醋酸后倾去,然后滴加混匀脑脊液 3～4 滴,数分钟后,混匀充入计数池,按血液白细胞计数法计数。

(2)混浊或血性标本:将混匀脑脊液用 1％冰醋酸溶液按血液白细胞计数法稀释后进行计数。为剔除因出血而来的白细胞数,用下式公式进行校正。

脑脊液白细胞校正数＝脑脊液白细胞计数值－出血增加的白细胞数

出血增加的白细胞数＝外周血白细胞数×脑脊液红细胞数/外周血红细胞数

3.细胞分类

(1)直接分类法:白细胞计数后,将低倍镜换为高倍镜,直接在高倍镜下根据细胞核形态分别计数单个核细胞(包括淋巴细胞、单核细胞)和多个核细胞,应数 100 个白细胞,并以百分率表示。若白细胞少于 100 个,应直接写出单个核、多个核细胞的具体数字。

(2)染色分类法:如直接分类法不易区分细胞或临床需细胞分类结果时,可将脑脊液离心沉淀,取沉淀物 2 滴,加正常血清 1 滴,推片制成均匀薄膜,置室温或 37 ℃温箱内待干,行瑞氏染色后用高倍镜或油镜分类。如见有不能分类的细胞,应请有经验技术人员复核,并另行描述报告,如脑膜白血病或肿瘤细胞。最好取 0.5 mL 脑脊液用玻片离心沉淀仪制片后染色分类,可最大限度地获取全部细胞,并保持细胞完整性,脑脊液中找到癌细胞是临床确诊脑膜癌重要手段。

(二)参考区间

白细胞计数:成人(0～8)×$10^6$/L;儿童(0～15)×$10^6$/L;新生儿(0～30)×$10^6$/L。

细胞分类:淋巴细胞:成人 40％～80％,新生儿 5％～35％。单核细胞:成人 15％～45％,新生儿 50％～90％。中性粒细胞:成人<6％,新生儿<8％。

(三)注意事项

(1)计数应在标本采集后 1 小时内完成。如放置过久,细胞会破坏、沉淀或纤维蛋白凝集,导致计数不准确。

(2)细胞计数时,应注意新型隐球菌与白细胞区别。前者不溶于醋酸,加优质墨汁后可见不着色荚膜。

(3)使用计数板后应立即清洗,以免细胞或其他成分黏附在计数板上,影响使用。

**(四)临床意义**

(1)中枢神经系统病变的脑脊液细胞数可增多,其增多程度及细胞种类与病变性质有关。

(2)中枢神经系统病毒感染、结核性或真菌性脑膜炎时,细胞数可中度增加,常以淋巴细胞为主,早期伴有中性粒细胞及单核细胞。

(3)细菌感染时,如化脓性脑膜炎者细胞数显著增加,早期以中性粒细胞为主。

(4)脑寄生虫病时,可见较多嗜酸性粒细胞。

(5)脑室或蛛网膜下隙出血时,脑脊液内可见多数红细胞,红细胞吞噬细胞及含铁血黄素细胞。

(6)脑膜白血病和脑膜癌时,可见白血病细胞或癌细胞。

# 第二节  浆膜腔积液检验

## 一、浆膜腔积液理学检验

**(一)原理**

因漏出液与渗出液产生机制不同,其理学性质如颜色、透明度、凝固性等也有所不同,可通过肉眼和感官方法区别。

**(二)器材**

比重计、折射仪、pH 试纸或 pH 计。

**(三)操作**

(1)肉眼观察浆膜腔积液颜色并直接记录。

(2)观察透明度时可轻摇标本,肉眼观察浆膜腔积液透明度的变化。

（3）倾斜浆膜腔积液试管，肉眼观察有无凝块形成。

（4）测比密前，标本应充分混匀，其方法与尿比密相同。

（5）采用 pH 试纸或 pH 计测量浆膜腔积液的酸碱度。

**（四）临床意义**

**1.颜色**

通常漏出液呈清亮、淡黄色液体。红色见于恶性肿瘤、结核病急性期等；黄色见于各种原因引起的黄疸；绿色见于铜绿假单胞菌感染；乳白色见于化脓性感染、胸导管或淋巴管阻塞性疾病；黑色见于曲霉感染；棕色或咖啡色见于恶性肿瘤、内脏损伤、出血性疾病、穿刺损伤和阿米巴脓肿破溃入浆膜腔等；草绿色见于尿毒症引起的心包积液。

**2.透明度**

通常漏出液是清晰透明。透明度与积液所含细胞、细菌及蛋白质的含量有关。渗出液因含细菌、细胞、蛋白质呈不同程度的混浊；漏出液因含细胞、蛋白质少，无细菌而清晰透明。

**3.凝固性**

渗出液含有纤维蛋白原等凝血因子易自行凝固或有凝块产生，漏出液不凝固。

**4.比重**

渗出液因含蛋白质、细胞较多而比重常大于 1.018；漏出液因含溶质少，常小于 1.015。

**5.酸碱度**

通常漏出液 pH 为 7.40～7.50。降低见于感染性浆膜炎及风湿性疾病等继发性浆膜炎。

## 二、浆膜腔积液化学检验

**（一）浆膜腔积液黏蛋白定性试验**

**1.原理**

渗出液中含大量浆膜黏蛋白，在酸性条件下可产生白色雾状沉淀，即 Rivalta 试验阳性。

**2.操作**

取 100 mL 量筒，加蒸馏水 100 mL，滴入冰醋酸 0.1 mL，充分混匀（pH 3～5），静止数分钟，将积液靠近量筒液面逐滴轻轻滴下，在黑色背景下，观察白色雾状沉淀发生及其下降速度等。

3.试剂与器材

量筒、冰醋酸和蒸馏水。

4.结果判定

在滴下穿刺液后,如见浓厚白色云雾状沉淀很快地下降,而且形成较长的沉淀物,即 Rivalta 试验阳性;如产生白色浑浊不明显,下沉缓慢,并较快消失则为阴性反应。

阴性:清晰不显雾状。

可疑:(±)渐呈白雾状。

阳性:(＋)呈白雾状;(＋＋)呈白薄云状;(＋＋＋)呈白浓云状。

5.临床意义

主要用于漏出液和渗出液鉴别,漏出液为阴性,渗出液为阳性。

**(二)浆膜腔积液蛋白质定量试验**

1.原理

采用双缩脲法,同血清总蛋白测定。

2.临床意义

(1)主要用于漏出液和渗出液鉴别。漏出液$<25$ g/L,渗出液$>30$ g/L。

(2)炎症性疾病(化脓性、结核性等)浆膜腔积液蛋白质含量多$>40$ g/L;恶性肿瘤为 $20\sim40$ g/L;肝静脉血栓形成综合征为 $40\sim60$ g/L;淤血性心功能不全、肾病综合征蛋白浓度最低,多为 $1\sim10$ g/L;肝硬化患者腹腔积液蛋白质多为 $5\sim20$ g/L。

**(三)浆膜腔积液葡萄糖测定**

1.原理

采用己糖激酶法,同血清葡萄糖测定。

2.临床意义

通常,漏出液葡萄糖为 $3.6\sim5.5$ mmol/L。降低见于风湿性积液、积脓、结核性积液、恶性积液或食管破裂等。胸腔积液葡萄糖含量$<3.33$ mmol/L,或胸腔积液与血清葡萄糖比值$<0.5$,多见于类风湿性积液、恶性积液、非化脓性感染性积液和食管破裂性积液等。

**(四)浆膜腔积液酶类测定**

1.乳酸脱氢酶测定

(1)原理:采用酶速率法,同血清乳酸脱氢酶(LDH)测定。

(2)临床意义:主要用于漏出液与渗出液鉴别诊断。漏出液＜200 U/L,渗出液＞200 U/L。积液与血清 LDH 之比＜0.6 时,为漏出液;积液与血清 LDH 之比＞0.6 时,为渗出液。渗出液中化脓性感染增高最为显著,均值可达正常血清 30 倍,其次为恶性积液;结核性积液略高于正常血清。恶性胸腔积液 LDH 约为自身血清 3.5 倍,而良性积液约为 2.5 倍。

2.腺苷脱氨酶测定

(1)原理:采用酶速率法,同血清腺苷脱氨酶(ADA)测定。

(2)临床意义:主要用于鉴别结核性和恶性积液。结核性积液 ADA 活性明显增高,常＞40 U/L,甚至超过 100 U/L,抗结核治疗有效时,ADA 活性随之减低。

3.淀粉酶测定

(1)原理:采用酶速率法,同血清淀粉酶(AMY)测定。

(2)临床意义:主要用于判断胰源性腹腔积液和食管破裂性胸腔积液。胸腔积液淀粉酶升高(＞300 U/L),多见于食管穿孔及胰腺外伤合并胸腔积液,原发性或继发性肺腺癌胸腔积液 AMY 显著升高。

胰腺的各类炎症、肿瘤或损伤时,腹腔积液 AMY 水平可高出血清数倍至几十倍。也可见于胃穿孔、十二指肠穿孔、急性肠系膜血栓形成和小肠狭窄等。

### 三、浆膜腔积液有形成分分析

#### (一)原理

根据浆膜腔积液中的各种细胞形态特点,通过计算一定体积的浆膜腔液体内细胞数或将标本染色分类计数,计算出浆膜腔积液中各种细胞的数量或百分比。

#### (二)试剂与器材

(1)试管、吸管、玻棒、改良 Neubauer 计数板、盖玻片和显微镜。

(2)冰醋酸、白细胞稀释液、瑞氏染液或瑞-吉染液。

#### (三)操作

1.细胞总数及有核细胞计数

计数方法与脑脊液相同,如细胞数较多的应用稀释法进行检查。

2.细胞形态学检查及分类

(1)直接分类法:高倍镜下根据有核细胞的核有无分叶分别计数单个核细胞

和多核细胞,计数 100 个有核细胞,以比例或百分比表示。

(2)染色分类法:穿刺液应在抽出后立即离心,用沉淀物涂片 3～5 张,也可用细胞玻片离心沉淀收集细胞,以瑞氏或瑞-吉染色法进行分类。必要时,制备稍厚涂片,湿固定 30 分钟,做苏木素-伊红(HE)或巴氏染色查找癌细胞。恶性肿瘤性积液主要为腺癌,其次为鳞癌、间皮瘤等。漏出液中细胞较少,以淋巴细胞和间皮细胞为主;渗出液中细胞种类较多。

3.其他有形成分

(1)结晶:胆固醇结晶见于脂肪变性的陈旧性胸腔积液、胆固醇性胸膜炎所致积液;积液中伴嗜酸性粒细胞增多时,可见有夏科-雷登结晶。

(2)染色体:染色体检查是诊断恶性肿瘤的有效检查方法之一,癌性积液细胞染色体变化主要有染色体数量异常、染色体形态异常的标志染色体。

(3)病原微生物检查如下。①细菌:对怀疑为渗出液的样本,应进行无菌操作离心沉淀后细菌培养和涂片染色检查。临床上可见的细菌有结核杆菌、大肠埃希菌、铜绿假单胞菌等。②寄生虫及虫卵:积液离心沉淀后,涂片观察有无寄生虫及虫卵。乳糜性积液注意观察有无微丝蚴;包虫病所致的积液中可见到棘球蚴头节;阿米巴病的积液中可见阿米巴滋养体。

(四)临床意义

(1)通常漏出液 $< 100 \times 10^6/L$,渗出液 $> 500 \times 10^6/L$。少量红细胞多见于穿刺损伤,对渗出液和漏出液的鉴别意义不大;大量红细胞提示为出血性渗出液,主要见于恶性肿瘤(最常见)、穿刺损伤及肺栓塞等。

(2)中性粒细胞增多($> 50\%$)常见于急性炎症(如类肺炎性胸腔积液)。

(3)淋巴细胞增多($> 50\%$)常见于漏出液、结核、肿瘤、冠状动脉分流术、淋巴增生性疾病和乳糜性积液。

(4)嗜酸性粒细胞增多($> 10\%$)常见于气胸、肺栓塞、外伤性血胸、胸管反应、寄生虫病和 Churg-Strauss 综合征。

(5)源自实体肿瘤的肿瘤细胞常见于转移性肿瘤。原始细胞常见于造血系统恶性肿瘤。

(6)胆固醇结晶见于陈旧性胸腔积液和胆固醇胸膜炎积液;含铁血黄素颗粒见于浆膜腔出血。

(7)乳糜性积液离心后沉淀物中可查有无微丝蚴;包虫性胸腔积液可查有无棘球蚴头节和小钩;阿米巴性积液可查有无阿米巴滋养体。

（五）注意事项

标本采集后及时送检,收到标本后应立即检查,以免积液凝固或细胞破坏使结果不准确。计数前,标本必须混匀。因穿刺损伤血管,引起血性浆膜腔积液,白细胞计数结果必须校正,以剔除因出血而带来白细胞的影响。涂片染色分类计数时,离心速度不能太快,否则细胞形态受影响,涂片固定时间不能太长,更不能高温固定,以免细胞皱缩。

# 第三节　关节腔积液检验

## 一、理学检查

关节腔积液理学检查主要包括肉眼观察颜色、透明度、黏稠度及做凝块形成试验。

### （一）颜色

正常关节液呈淡黄色或无色,且清澈。关节液呈红色和棕色是因有新鲜或陈旧性关节出血,或与关节穿刺术引起损伤有关,或与损伤滑膜疾病相关,如关节骨折、肿瘤、创伤性关节炎。采样时发现关节液内血量少,或观察到关节液里有少量血,提示操作过程引起创伤。有些关节病（如关节炎）时,关节液会呈绿色或脓状。有些疾病,如结核性关节炎、系统性红斑狼疮,关节液可呈乳白色。

### （二）透明度

多种物质会影响关节液透明度,如白细胞、红细胞、滑膜细胞、结晶、脂肪颗粒、纤维蛋白、细胞碎片、米粒样小体和尿黑酸。关节腔积液浑浊多表明可能存在微生物、白细胞或结晶等。通过镜检可鉴别这些引起关节液浑浊的物质。有些甚至肉眼也可见。米粒样小体是白色、悬浮的、由纤维组织的胶原构成,形似发光的米粒、体积差异较大。多种关节炎都可见米粒样小体,但在类风湿性关节炎中最多见。尿黑酸是黑色粉末状颗粒,见于褐黄病性关节病,是尿黑酸尿症的特征,这些黑色粉末状颗粒侵蚀软骨并进入关节液。

### （三）黏稠度

关节液含高浓度透明质酸,因此其黏稠度比水高。滑膜细胞分泌这种高分子聚合物是由两个双糖单位组成的大型多糖类,可起到润滑关节作用。炎症时,中性粒细胞透明质酸酶和一些细菌(如金黄色葡萄球菌、化脓性链球菌、产气荚膜梭菌)都可水解透明质酸。此外,部分疾病会抑制滑膜细胞分泌透明质酸。

可通过观察关节液从采集针筒中推出时的拉丝长度来评估其黏稠度。正常关节液一滴就可拉出 4 cm 长黏丝,如不到 4 cm,或性状呈不连续水滴样,则认为黏稠度异常偏低。对黏稠度更精确检测的临床意义不大。低黏度可见于炎症性关节炎。

过去认为黏蛋白凝块形成试验可显示透明质酸含量,是一种间接评估黏稠度的方法,但该试验已被更精确方法取代。

### (四)凝块形成试验

关节液发生自凝说明存在异常纤维蛋白原。纤维蛋白原分子量大(340 000),不能通过正常滑膜。穿刺创伤或病理情况下,血液中纤维蛋白原进入关节液,引起凝块形成。为防止凝块影响镜检,采集后关节液标本应使用肝素钠或液体 EDTA 抗凝。

## 二、显微镜检查

关节腔积液显微镜检查,对细胞计数、分类,以及结晶识别尤为重要。区分炎症性和非炎症性关节病和确定特定性疾病均有极大价值。关节腔积液细胞学检查可早期诊断炎症性疾病、快速诊断急性关节病,尤其临床鉴别诊断急性化脓性关节炎和急性结晶性关节病。

使用血细胞计数板可对充分混匀的、未经稀释处理的关节液进行手工显微镜检查。如关节液非常浑浊,须用 0.85% 的生理盐水或透明质酸缓冲液对其进行稀释。不可使用乙酸,会引起透明质酸形成黏蛋白凝块,使血细胞聚集,影响镜检。因关节液黏稠度高,计数前要让标本在血细胞计数板上静置一段时间,使细胞稳定。可使用透明质酸缓冲液来稀释标本,以降低黏稠度,使细胞均匀分布在计数池内。

为鉴别关节液细胞应进行染色。可使用细胞离心机浓缩关节腔积液细胞,涂片经特殊染色可评估不同类别细胞。细胞涂片制备推荐方法:将关节腔积液用无菌生理盐水稀释成细胞 400 个/$\mu$L,100 mL 悬浮液置入滤纸和玻片离心室,80 rpm,离心 30 分钟,玻片上形成干/湿单层细胞。空气干燥后甲醇固定至少5 分钟。稀释液可用于显微镜细胞计数,同时,还可除去透明质酸钠,以免染色时遮掩细胞,使背景减少、染色更清晰。单层细胞固定后用 Giemsa 或其他方法染色。如诊断为化脓性关节炎,则有必要用革兰氏染色。

湿片制备检查单层染色细胞:随计算机成像技术发展,细胞计数更为准确。如有核细胞用吖啶橙溶液染色,取 20 $\mu$L 细胞悬液充入一次性塑料计数板,后者置于仪器上,使用紫外光照射,获取成像并自动计数,较手工法计数快速、准确。

## (一)细胞计数

正常情况下,关节液中红细胞计数＜2000 个/$\mu$L。血性积液含大量红细胞,外观红棕色,有些是采样过程引起的。红细胞数量过多时,可用低渗盐水(0.3%)稀释标本,因其可选择性地溶解红细胞,保留白细胞,而不影响白细胞计数和分类计数。

正常关节液中 WBC 计数＜200 个/$\mu$L。计数 WBC 可评估炎症程度。关节腔积液有核细胞增高是炎症的主要指标。WBC＜500 个/$\mu$L,认为非炎症性关节病,而 WBC＞1500 个/$\mu$L,表明为炎症性关节病。细胞数在两者之间,如中性粒细胞计数＞50% 为炎症性,如中性粒细胞计数＜50% 则为非炎症性。WBC＞2000 个/$\mu$L 常与细菌性关节炎有关,WBC 增多也与急性痛风性关节炎、类风湿性关节炎有关。所以,WBC 计数对特定疾病诊断价值很有限。

## (二)分类计数

关节腔积液与其他体液的细胞学分析有 3 点不同:首先,滑膜关节极少受原发肿瘤影响;其次,关节腔积液显微镜检查,许多诊断特征非细胞性,而是颗粒性如软骨、结晶和关节置换后磨损;第三,诊断信息主要来自各细胞类型识别及其数量变化。

滑膜上有两种滑膜细胞。关节细胞在滑膜上排列松散,不同于其他内衬膜,没有基底膜,相邻细胞没有桥粒连接。关节细胞下是薄薄的结缔组织层,含大量血管、淋巴管、神经和许多单个核细胞。

浓缩关节液通常采用细胞离心机制片,比常规离心技术能更好保留细胞形态。正常关节液中约 60% 白细胞是单核细胞或巨噬细胞,约 30% 是淋巴细胞,约 10% 是中性粒细胞。分类计数的临床价值有限,因细胞比例在病程中及疾病各阶段中会发生变化。

### 1.中性粒细胞

炎症性关节病和关节内出血;化脓性关节炎中性粒细胞的比例＞95%,细胞计数＞30 000 个/$\mu$L 时,即使未见微生物,也有诊断性。无论细胞总数多少,中性粒细胞＞80% 与细菌性关节炎和痛风相关。类风湿关节炎早期可见淋巴细胞比例增加,后期以中性粒细胞为主。

### 2.淋巴细胞

可为典型小淋巴型,在炎症性关节炎约占 10%,在风湿病表明长期预后较好。如同时见到狼疮细胞,强烈提示系统性红斑狼疮。转化中的淋巴细胞体积可达 30 $\mu m$,核质比例约 1:1。

### 3.单核(巨噬)细胞

可见于所有类型关节炎,在非炎症性关节炎最常见,出现结晶时,特别是一些骨关节炎病,或置换关节的分解,有核细胞计数很高,以巨噬细胞为主;其次,应疑为病毒性关节炎。巨噬细胞伴嗜酸性粒细胞,表明关节出血缓解。吞噬细胞的单个核细胞(cytophagocytic mononuclear cells,CPM)吞噬凋亡的中性粒细胞,是关节去除中性粒细胞的主要途径。然而,在血清阴性脊柱关节病时,可见有核细胞计数,中性粒细胞<50%。此组疾病包括周围关节炎相关疾病,如银屑病、炎症性肠病、白塞病和强直性脊柱炎;如中性粒细胞>50%,出现 CPM,为反应性关节炎,与关节外特别是胃肠道和泌尿生殖道感染相关的单关节病。此型也见于儿童全身性病毒性疾病后,如 CPM>5%则可诊断血清阴性脊柱关节病,CPM 未见于类风湿疾病。

### 4.嗜酸性粒细胞

增加(>2%)与多种疾病相关,最常见于关节内出血、关节病及药物注射变态反应如人工关节腔积液;以及风湿热、寄生虫感染、转移癌、莱姆病、关节摄片后和放疗后。

### 5.狼疮细胞(lupus erythematosus cell,LE)

此细胞吞噬胞质含核物质的包涵体,并不少见,但与血液中所见并无相同意义。然而,如关节腔积液淋巴细胞增多,强烈提示系统性红斑狼疮。

### 6.滑膜细胞

滑膜组织的组成,内层为滑膜细胞,为 1~3 个细胞的厚度,内层下为结缔组织、血管、淋巴管和神经,并混合有外部关节囊的纤维组织。滑膜液衬里细胞呈不连续分布,其间充满独特理化性质的底物。滑膜组织没有基底膜。滑膜上有两种滑膜细胞。最常见细胞有吞噬功能和合成降解酶功能(如胶原酶),另一种细胞合成透明质酸(含 2%蛋白质的黏多糖)。电镜下,A 型细胞具有丰富高尔基体、大量空泡、胞饮泡和丝状伪足,可产生具润滑作用的透明质酸;B 型细胞具有丰富内质网不常见。

不常见。A 型滑膜细胞功能为巨噬细胞,胞体>20 $\mu m$,胞质常有空泡,核小,约为细胞的20%。B型滑膜细胞为成纤维细胞,参与专门的基质物质如透明质酸的生成,约20 μm,胞质嗜碱性点彩样,周边淡嗜酸性,胞核占20%～50%。最常见于血清阴性的关节病。

**7.肥大细胞**

可见于大多数关节病,最常见于血清阴性脊柱关节病和创伤相关的非炎症性关节病。

**8.肿瘤细胞**

原发性关节肿瘤特别罕见,但有关节腔积液细胞形态改变。关节腔积液偶见白血病细胞。肿瘤浸润关节甚少见,有时可见细胞有丝分裂,但无论有丝分裂形态如何怪异,通常无诊断或预后意义。

**9.类风湿细胞**

可用薄湿片检查类风湿细胞。此细胞为胞质内含折射球形物,可随显微镜聚焦不同呈黑色到绿色变化。原认为是类风湿疾病的一个标志物,随着治疗改善,现不常见到此类细胞。类风湿细胞计数,按湿片法有核细胞计数百分率报告;如＞90%,则强烈疑似化脓性关节炎。

关节腔积液检查还可见溶血引起的细胞内含铁血黄素颗粒、骨关节炎时的多核软骨细胞等。

**(三)结晶检查**

关节液镜检的一项重要工作是查找结晶。识别关节病出现特征性结晶有助于快速诊断。关节液标本应放置于室温,采集后应尽快送检,因温度和pH值改变会影响结晶形成和溶解。镜检前延误时间太长会导致白细胞数减少(细胞溶解),并降低白细胞对结晶吞噬作用。偏振光显微镜可区分结晶类型,针状尿酸钠结晶见于痛风、焦磷酸钙结晶与假痛风有关。

**1.涂片制备**

关节液可通过细胞离心机制片或湿片进行镜检。细胞离心机制片有许多优点。首先,细胞离心可使体液成分聚集在玻片上很小一块区域,可提高含结晶量少的标本检出率,并增加仪器回收细胞灵敏性。其次,制片可长久保存,用于镜检、示教及能力评估。最后,对经染色或未染色的细胞离心涂片采用偏光镜镜检,其结晶外观和双折射比湿片中观察到的更典型。唯一缺点是成本较高。

手工制作涂片时将1滴关节液滴在无酒精玻片上,加1块盖玻片,标本应充满盖玻片覆盖区域,标本量过多会引起盖玻片浮动。盖玻片边缘可用指甲油或石蜡封住,防止液体蒸发,为充分镜检做好时间上的准备,并增强生物安全性,因关节腔积液有潜在感染性。

有观察背景的对照对识别形态帮助很大。如在黑色下,易发现软骨碎片。很重要的是,见到纤维蛋白凝块多次出现,而非游离关节腔积液中。第二次制片应更薄一些,避免颗粒干扰,并仅数微升关节腔积液。如使用盖玻片,则可见类风湿细胞胞质内的包涵体。筛检结晶时,玻片中应包括纤维蛋白和其他颗粒,因这些微小凝块常含有结晶,即使周围可能无液体和细胞。

对关节液涂片镜检依赖于检验人员专业技术,以保证关节液结晶正确鉴别。这项检查很有必要,理由:①不同疾病结晶数量差距很大(如有的疾病只有少量结晶);②不同结晶形态可能很相似,区分有难度;③游离结晶可能被纤维蛋白或细胞碎片包裹,易被忽视;④许多人为污染物也有双折光性,须正确识别。此外,感染性关节炎和晶体性关节炎检查结果很相似,所以镜检结晶是鉴别疾病的重要方法。

可直接用偏光镜和补偿偏光镜对涂片镜检。偏光镜下有双折光物质在黑色背景下呈现光亮。不同物质双折光强度也不同。如单钠尿酸盐结晶和胆固醇结晶的双折光很亮,比焦磷酸钙结晶更易识别。使用偏光镜可根据结晶与偏光方向平行还是垂直,以及所呈颜色不同,来鉴别和区分负性双折射和正性双折射。

2.特征性结晶

(1)单钠尿酸盐结晶:关节液中单钠尿酸盐结晶(monosodium urate,MSU)提示痛风性关节炎。急性期位于白细胞内,可使胞质肿胀,呈细针样、细杆状结晶,或丛集的结晶呈中心放射状,沙滩球样。也有游离的结晶被纤维蛋白包裹。偏光镜下,发出强烈的双折射,在黑色背景下呈现光亮。加红光补偿或全波后,尿酸盐结晶方向与偏光方向平行时呈黄色,与偏光方向垂直时呈蓝色。据此特性与其他形状相似的结晶(如 EDTA 结晶、醋酸倍他米松结晶)相鉴别。结晶常常被细胞吞噬,成为细胞内含物。如 WBC$>$1500 个/$\mu$L,诊断为急性痛风,如 WBC$<$1000 个/$\mu$L,则诊断为间隙性痛风。

(2)焦磷酸钙结晶:许多关节病与焦磷酸钙结晶(calcium pyrophosphate dehydrate,CPPD)相关。此病(常称假痛风或软骨钙化症)与关节软骨钙化相关,包括退行性关节炎、关节炎联合代谢性疾病(如甲状腺功能减退、甲状旁腺功能亢进、糖尿病)。CPPD 结晶与 MSU 结晶有许多不同,焦磷酸钙结晶体积更小,棒状不尖细,常呈斜长方形或立方形。用补偿偏光镜观察,CPPD 结晶呈弱正性双折射,颜色与 MSU 结晶相反。CPPD 结晶方向与偏光方向平行时呈蓝色,与偏光方向垂直时呈黄色。如 WBC$>$1500 个/$\mu$L 时,可见于假痛风,而 WBC$<$

1000 个/μL 时,则见于骨关节炎。如在<50 岁患者中确定为假痛风,则应排除系统性代谢性疾病如甲状腺功能减低症、血色素病或低镁血症。MSU 和 CPPD 两种结晶如同时存在见于混合型关节病。

(3)胆固醇结晶:胆固醇结晶最好鉴别方式是对湿片或未经染色涂片镜检,因瑞氏染色会使胆固醇结晶溶解。胆固醇结晶扁平状、形状为有缺角矩形。但关节液中也曾观察到类似于 MSU 和 CPPD 结晶类似的针状和偏菱形胆固醇结晶。偏光镜下其双折射会随晶体厚度而变。胆固醇结晶与慢性感染(如类风湿性关节炎)相关,没有特异性诊断价值,慢性病时也存在于其他体腔体液中。

(4)羟基磷灰石结晶:罕见于关节腔积液。羟基磷灰石结晶位于白细胞内,体积非常小、细针状、无双折射性,须使用电镜观察。羟基磷灰石结晶与钙沉积类疾病相关统称为磷灰石关节病。磷灰石是骨的主要成分,软骨中也有。羟基磷灰石结晶可诱导急性炎症反应,与 MSU 结晶和 CPPD 结晶相似。

(5)类固醇结晶:关节内注射类固醇后,可连续数月在关节液内找到类固醇结晶。类固醇结晶形态上与 MSU 或 CPPD 结晶类似,但双折射相反。可使用醋酸倍他米松结晶作为镜检质控品,与 MSU 结晶形态上最相近,呈负性双折射。类固醇结晶没有临床意义,只是显示过去关节处注射过药物。

(6)人为污染物:关节液中许多人为污染物在偏光镜下有双折光性,须区分人为污染物和结晶。双折光性污染物包括抗凝剂形成结晶、手套中淀粉颗粒、软骨和假肢碎片、胶原纤维、纤维蛋白和灰尘。有经验检验人员可凭借不规则或模糊的形态来辨别人为污染物。注意抗凝剂(如草酸钙、粉末状 EDTA)形成结晶在采样和储存后会被白细胞吞噬。只有肝素钠或液体 EDTA 不会形成结晶,可作为关节液抗凝剂。

抽吸关节腔积液时,滑膜绒毛可进入关节。在骨关节炎,滑膜绒毛形成蕨状或叶状。镜检分析可识别个体假体失效。假体磨损典型特征是出现塑料成分碎片或缠结,通常是由超高分子量聚乙烯塑料成分组成。粒子可见折射、有时双折射,通常在纤维蛋白凝块内。

### 三、病原体检查

关节腔积液病原体检查主要包括微生物革兰氏染色和培养。

#### (一)微生物检验

1.革兰氏染色

为帮助诊断关节病,常规检测方法包括革兰氏染色和微生物培养。革兰氏染色显微镜下可直接观察细菌或真菌。革兰氏染色结果阳性,可快速为临床诊断提供信息。大多数关节液感染微生物是细菌,且源于血液。其他微生物还包括真菌、病毒和分枝杆菌。革兰氏染色结果敏感性取决于感染微生物。感染率为葡萄球菌约 75%,革兰氏阴性菌约 50%,淋球菌约 40%,是通过革兰氏染色鉴别。其他与感染性关节炎相关细菌,包括化脓性链球菌、肺炎链球菌和流感嗜血杆菌。

2.微生物培养和药敏试验

无论革兰氏染色结果如何,关节液标本应行微生物培养。大多数细菌性关节炎培养结果是阳性的。采样须谨慎并使用新鲜采集关节液标本,使微生物复苏繁殖。如疑为真菌、分枝杆菌和厌氧菌感染,应使用特殊培养基。临床医师与检验人员的沟通很关键。微生物培养可指导抗菌治疗。如未见微生物,也不排除感染;可能之前因使用抗生素治疗而抑制细菌之故。现不常使用抗酸杆菌涂片及培养诊断结核病,而用分子生物学方法检测结核分枝杆菌,比传统培养更灵敏、更特异。

关节化脓可危及生命,细菌可从术后感染关节播散进入血循环,或可导致潜在致命性败血症。关节腔积液经细胞离心机离心后,用显微镜仔细检查,可识别87%临床感染性关节炎的微生物。研究表明,只有 2%炎性关节病为化脓性,故只有败血症临床指证较强,实验室关节腔积液检查才可能有所发现。应注意,炎性关节腔积液合并类胆红素结晶表明关节内长期化脓。

## (二)分子生物学方法

使用聚合酶链式反应(polymerase chain reaction,PCR)分子生物学方法,目前用于鉴别难以用常规方法检测的微生物,如引起莱姆关节炎的伯氏疏螺旋体,引起结核性关节炎的结核分枝杆菌。

## 四、化学与免疫学检查

关节液中可检测的化学成分很多,但对临床诊断有价值的并不多。无论关节是何种病变,有些物质(如尿酸)血浆和关节液中浓度相同,常对血浆进行检测。而有些关节病部分分析物(如葡萄糖)血浆和关节液中浓度不同。对此类疾病,检测血液和关节液浓度差值对诊断和鉴别诊断有帮助。目前,对关节液中脂类(胆固醇、甘油三酯)和酶类检测临床意义不大,因此很少开展。

在关节液检验中,葡萄糖、尿酸、乳酸、脂类(胆固醇和甘油三酯)、蛋白质和各种酶成分的化学分析可能有助于对特定病例的诊治。除非炎症性关节积液外,总蛋白质水平均超过 30g/L,所以总蛋白质诊断和预后临床价值不大。所以,不推荐对关节积液中总蛋白质水平进行检测。

### (一)葡萄糖

与脑脊液一样,对关节积液葡萄糖水平与同期血清/血浆水平作对比相当有效。餐后血浆与关节液间重新恢复动态平衡需几小时。在动态平衡状态下,关节液葡萄糖水平在 100 mg/L 或略低于血浆水平。正常关节腔液葡萄糖略低于血葡萄糖,而炎症和感染明显降低。通常,非炎症性和出血性关节病变(如骨关节炎、色素沉着绒毛结节性滑膜炎、外伤、血管瘤等)关节液葡萄糖水平在 100～200 mg/L,或相应略低于同时检测血浆水平。炎症性关节病中关节液葡萄糖水平为 0～400 mg/L,低于血浆水平,感染或由结晶引发的关节病的关节液葡萄糖水平在 200～1000 mg/L 和 0～800 mg/L,相应低于同期血浆水平。

关节液和血浆葡萄糖检测并非常规检测,当怀疑感染性或结晶引发关节病时,革兰氏染色检测呈阴性或未检出结晶,检测其葡萄糖水平可能有助于鉴别诊断。需引起重视的是,因白细胞分解反应会引起检测值略低现象,关节液葡萄糖水平检测应在 1 小时内完成。如血清和关节液中葡萄糖水平差距在 200～250 mg/L 甚至更大,表明可能出现了上述病变中某种情况。在细菌培养结果出来前,应考虑针对细菌性感染的治疗手段。

要评估关节液葡萄糖浓度,必须在采样时,同时采集血液。正常情况下,空腹血糖和关节液葡萄糖浓度应相同。也就是说,血糖和关节液葡萄糖差值应<100 mg/L(<5.5 mmol/L)。因体内达到动态平衡需时间,所以不空腹情况下,血糖和关节液葡萄糖差值可>100 mg/L(>5.5 mmol/L)。

发生关节病时,关节液葡萄糖浓度降低,血糖和关节液葡萄糖差值加大。非炎性和出血性关节病,血糖和关节液葡萄糖差值<200 mg/L(<11.1 mmol/L)。当差值>200 mg/L(>11.1 mmol/L)时,提示炎性关节炎或化脓性关节炎。非空腹时检测,如关节液葡萄糖浓度低于血糖浓度一半时,认为关节液葡萄糖浓度过低。

关节液葡萄糖浓度检测须在采样后 1 小时内完成,如在规定时间内不能完成检测,应将标本放置在氟化钠抗凝管。以免白细胞对糖分解引起检测值假性减低。

### (二)尿酸

通过镜下对针状尿酸盐结晶进行确认,对痛风诊断相当可靠。对关节炎检验不仅在小型实验室不常见,在没有合适显微镜设备(有红光补偿偏振光显微镜)的实验室也同样少见。此外,检验人员缺少结晶识别技术和经验。即使由结晶引发关节炎,镜检也可能为阴性。关节液结晶检测需在室温中操作。某些报道建议,冷藏能提高检测率,但也有些研究反对,认为此手段针对痛风确诊并不可靠。有关节液结晶检测质量调查发现,约21%标本未检出尿酸盐,定量尿酸分析可能有助于某些痛风诊断验证。

血清中尿酸水平常会反映关节液尿酸水平,早期研究发现,在伴有痛风关节积液中尿酸盐浓度基本与血清尿酸盐浓度一致。但也有其他研究发现,痛风患者关节液中尿酸水平通常会超过血清尿酸水平,因此,尿酸水平是一个更佳标志物。Beutle等认为,关节液中尿酸盐水平相比血清高,很大程度上反映晶体在关节中溶解情况。

关节液和血浆尿酸浓度基本相同,因此血浆尿酸水平增高,结合患者症状,医师就能确诊痛风。痛风时关节液常含单钠尿酸盐结晶,镜下未检出结晶,血浆或关节液尿酸检测很重要。须注意许多痛风患者血浆尿酸不增高。

## (三)乳酸

早期研究发现,单关节化脓性关节炎相比非化脓性关节炎,关节液中乳酸水平常会增高。Brook等在一项27例非淋球菌性化脓性关节炎研究中发现,平均乳酸浓度为11.7 g/L(约为参考区间40倍),在45例炎症性关节炎和关节退变病中平均乳酸浓度仅为0.34 g/L。在12例淋球菌性化脓性关节炎中均值(0.27 g/L)是正常的,这一结果也被其他研究证实。同样,Borenstein等研究发现,除淋病奈瑟菌病变外,其他所有化脓性关节炎的关节液乳酸水平超过2.5 g/L(参考区间9~10倍)。当关节液乳酸水平超过1.1 g/L(参考区间4倍)时,大部分病变都能被确诊。

近期研究证实了早期研究,关节液乳酸水平检测是一种针对细菌性关节炎快速、可靠的诊断检测。如65例关节液细菌培养阳性病例进行乳酸分析,发现其均值为13.5 mmol/L,而细菌培养阴性病例中均值为5.5 mmol/L。因此,一旦均值超过9 mmol/L,细菌性关节炎概率非常高,并建议尽快予以治疗。

关节液乳酸浓度增高认为是滑膜糖无氧酵解引起。炎症时对能量需求增加,会发生组织缺氧。关节液乳酸浓度检测操作简单,临床用途不明。目前认为,有些关节病,特别是化脓性关节炎的关节液乳酸水平明显增高。淋球菌性关节炎乳酸水平正常或偏低。虽研究很多,但关节液中乳酸定量检测的临床价值不明。

### （四）总蛋白

正常关节液总蛋白浓度约为血浆总蛋白浓度 1/3。关节液蛋白量增高是因滑膜渗透性改变或关节内蛋白合成增加。许多关节病（如类风湿性关节炎、结晶性关节炎、化脓性关节炎）蛋白浓度常会增高。关节液蛋白检测对关节病鉴别或对其预后意义不大。关节液总蛋白浓度增加仅提示关节有炎症。所以，关节液蛋白测定不必作为常规检测。

### （五）脂类（胆固醇和甘油三酯）

关节液中普遍存在各种脂类物质，其浓度明显低于血浆中脂类物质。实际上，脂蛋白测定均值约为血浆中 40%。在出现炎症和晶体性关节炎（如类风湿性关节炎、系统性红斑狼疮、痛风）时，脂类水平明显高于非炎症性关节炎（如骨关节炎）。脂类溢出大致分为 3 种情况：①高胆固醇；②高脂类微粒；③乳糜型。

Viilari 等对 30 例类风湿性关节炎患者胆固醇和甘油三酯水平进行检测，发现胆固醇均值为（1.063±0.313）g/L（为血清均值的 51%），甘油三酯均值为（0.283±0.115）g/L（为血清均值的 35%）。实际上，关节液中胆固醇水平从血清胆固醇水平增高到 26 g/L 水平（血清 10～15 倍）。

乳糜型关节积液很少伴类风湿性关节炎、系统性红斑狼疮、外伤、丝虫病和胰腺炎（胰腺炎关节炎综合征）。但这些积液渗出可能会出现化脓，白细胞计数仅轻微增高。此时，甘油三酯定量可确定积液渗出类型，因水平可达血清 2～3 倍。在类风湿性关节炎患者中，化脓性关节积液同样可能伴高胆固醇积液溢出。

### （六）酶

在不同关节炎中对乳酸脱氢酶（lactate dehydrogenase，LD）、天冬氨酸氨基转移酶、酸性磷酸酶（acid phosphatase，ACP）、碱性磷脂酶、γ-谷氨酰基转移酶、腺苷脱氨酶（adenosine deaminase，ADA）、溶菌酶和胞核嘧啶核苷脱氨酶已有长期研究。目前，对关节液中酶的检测常认为不具临床价值，部分研究发现，部分酶的检测有助于预测关节炎程度和判断预后。

Pejovic 等对类风湿性关节炎患者血清和关节液中 LD 及同工酶进行检测，发现 LD 在 400～700 U/L 水平相当于中度病变，超过 750 U/L 表明出现重度炎症。因中性粒细胞富含 LD4 和 LD5 两种同工酶，重度炎症与轻度炎症相比，这些同工酶含量显著增高。

Messieh 曾对关节液中 LD 活性有助于无菌性关节置换术聚乙烯磨损术前

评估的可能性进行研究,发现关节液 LD 水平可用于关节炎标志。在使用 LD 作为关节炎标志物研究发现,在膝关节造型术失败病例中,相比于封闭膝盖骨关节炎,其 LD 水平有明显增高,LD 可作为正在进行关节造型术患者有用的预后指标。

研究发现,类风湿性关节炎患者 ACP 水平增高。Luukkainen 等人研究了 30 例膝关节水肿类风湿性关节炎患者,对 15 例关节液检测,发现总蛋白和 ACP 水平增高预示预后较差。对 29 例腐蚀性类风湿性关节炎患者长达 7 年半跟踪研究发现,ACP 水平增高在受类风湿影响的关节中预后较差。在一项独立研究,对 82 例关节炎患者关节液中 ACP 进行检测,其中 39 位腐蚀性类风湿性关节炎呈血清阳性,其他 43 位呈阴性。阳性患者组平均关节液水平为 11.6 U/L,而阴性患者组平均关节液水平为 6.5 U/L。研究证明,ACP 是类风湿性关节炎严重程度和预后判断非常有效标志物。

ADA 也常在不同关节病变中测出,如关节液 ADA 活性在类风湿性关节炎、反应性关节炎和骨关节炎患者中进行检测,其中 ADA 活性最高值出现在类风湿性关节炎,在反应性关节炎患者 ADA 活性也会增加,比类风湿性关节炎患者偏低。与正常对照相比,骨关节炎患者 ADA 活性未明显增高。Pettersson 等对 98 位不同原因关节渗出患者进行 ADA 活性检测,同骨关节炎相比,在类风湿性关节炎、慢性血清阴性多关节炎、幼年型关节炎和反应性关节炎患者中,ADA 活性显著增高。作者认为,关节液 ADA 活性结合一般病症,可提供判断关节病中炎症程度的一个补充手段。但 ADA 在临床实验室内很少检测,因为 LD 和 ACP 两者普遍存在,所以某些病例作为关节炎程度和预后评价标志更为有用。

(七)pH

通常,关节液 pH 值和动脉血相同。炎症性关节积液中,由于葡萄糖利用增加,乳酸浓度增高,氢离子浓度增加。pH 值下降与白细胞计数呈负相关。临床上,pH 值检测不能为患者诊断和治疗增加更多信息,近期研究不推荐检测 pH 值。

**五、关节腔积液检验与疾病诊断**

关节腔积液首选检验为理学检查、显微镜检查和微生物学检查。其中,理学检查包括观察积液量、外观和黏稠度,病理情况下通常液体量会增多、黏稠度会减低、外观呈黄色、白色、红色浑浊;显微镜检查可发现与疾病相关特征性细胞,如类风湿细胞、Reiter 细胞和 LE 细胞等,最重要的检查是偏光镜下观察各类病理性结晶,若出现尿酸单钠、二水合焦磷酸钙结晶等常用于痛风和假痛风诊断;微生物涂片和培养常见致病菌包括链球菌、葡萄球菌、大肠埃希菌和厌氧菌等。

次选检验为化学检查和免疫学检查等。其中,化学检查血浆与关节液葡萄糖差值增大常提示炎症性病变,乳酸增高可用于细菌性关节炎诊断,尿酸增高常有助于痛风诊断,LD 增高是关节炎标志物,是评价关节成形术预后指标,ACP增高能反映类风湿性关节炎严重程度和预后差,ADA 增高与关节病活动性和严重程度相关。免疫学检查包括流式细胞术对调节性 T 细胞免疫表型分析和抗原特异性细胞特征分析,比浊法或化学法测定 C3、C4 和 CH50,补体活性减低与类风湿性关节炎和系统性红斑狼疮等疾病有关。

关节腔积液(滑膜积液)检验主要用于诊断关节因疼痛和(或)肿胀等症状所致的各种炎症性、非炎症性关节炎等。关节腔积液分析包括一组基本试验,根据其结果可进一步选择有关试验。基本试验主要是:理学检查,主要用于评价关节腔积液外观;化学检查,检测关节腔积液部分化学成分的变化;显微镜检查,对可能存在的细胞和结晶进行计数或识别;微生物检查,主要是检测感染性疾病可能存在的微生物。关节腔积液性疾病可主要分为 4 大类:①感染性疾病,由细菌、真菌或病毒引起,可能源于关节或由人体其他部位播散至关节,包括急、慢性化脓性关节炎。②出血性疾病:出血性疾病和(或)关节损伤可导致关节腔积液出血,如血友病或血管性血友病。③炎症性疾病:如导致结晶形成和积聚的痛风结晶(有针状尿酸结晶和假痛风);引起关节炎症如滑膜炎;其他免疫应答性关节炎,如对自身免疫性疾病的反应,包括类风湿性关节炎、系统性红斑狼疮。④退行性疾病:如骨关节炎。

### (一)常见关节炎和关节病分类

关节炎和其他关节病很常见,实验室对关节液检测有助于临床对这类疾病的诊断与分类。常见关节炎和关节病分为四大类:非炎性、炎症性、化脓性和出血性,分类有助于鉴别诊断(表 4-1)。须注意几点:①不同类型部分内容有重叠;②可同时患几种关节病;③检测结果会随疾病不同阶段而变。此分类原则只是为临床评估和诊断关节病提供大致方向。关节液中发现微生物(化脓性关节炎)或结晶(结晶性关节炎)时,则可明确诊断。

在各种病因引起急性关节炎的鉴别诊断中,关节腔积液检查结果的变化情况见表 4-2。

表 4-1　实验室检查对关节液分类

| 检测项目 | 正常 | Ⅰ类非炎性 | Ⅱ类炎症性 | Ⅲ类化脓性 | Ⅳ类出血性 |
|---|---|---|---|---|---|
| 体积(mL) | <3.5 | >3.5 | >3.5 | >3.5 | >3.5 |
| 颜色 | 淡黄色 | 黄色 | 黄白色 | 黄绿色 | 红褐色 |
| 粘稠度 | 高 | 高 | 低 | 低 | 降低 |
| WBC(个/$\mu$L) | <200 | <3000 | 2000~100000 | 10000~100000 | >5000 |
| 中性粒细胞(%) | <25 | <25 | >50 | >75 | >25 |
| 葡萄糖 | 约等于血浆浓度 | 约等于血浆浓度 | 低于血浆浓度 | 低于血浆浓度 | 约等于血浆浓度 |
| 血浆与关节液葡萄糖差值(mg/L) | ≤100 | <200 | >200(0~800) | >400(200~1000) | <200 |
| 微生物培养 | 阴性 | 阴性 | 阴性 | 阳性 | 阴性 |
| 相关疾病 | - | 骨关节炎、软骨骨炎、骨软骨瘤病、创伤性关节炎、神经性关节炎 | 结晶性关节炎(痛风、假痛风)、类风湿性关节炎、反应性关节炎、系统性红斑狼疮 | 细菌感染、真菌感染、结核杆菌感染 | 创伤、血液病(如血友病、镰形细胞病)、肿瘤、关节假肢 |

血浆-关节液葡萄糖浓度差值计算要求两种标本同时采集。伴有慢性病时,结晶性关节炎也可为Ⅰ类;类风湿性关节炎早期可为Ⅰ类;反应性关节炎过去也叫赖特综合征;系统性红斑狼疮也可为Ⅰ类

表 4-2　急性关节炎关节腔积液检查结果

| 疾病 | WBC | 补体活性 | 类风湿因子 | 结晶和其他 |
|---|---|---|---|---|
| 急性痛风 | 增高 | 增高 | 阴性 | 单钠尿酸盐结晶 |
| 急性软骨钙质沉着症 | 增高 | 增高 | 阴性 | 焦磷酸钙结晶 |
| Reiter综合征 | 明显增高 | 明显增高 | 阴性 | 出现巨噬细胞 |
| 类风湿性关节炎 | 增高 | 减低 | 阳性 | - |
| 青年型类风湿性关节炎 | 增高 | 减低 | 阴性 | 出现大量淋巴细胞、反应性淋巴细胞 |
| 系统性红斑狼疮 | 明显减低 | 明显减低 | 不定 | 出现 LE 细胞 |
| 与银屑病、强直性关节炎、溃疡性关节炎 | 增高 | 增高 | - | - |

## (二)炎症性和非炎症性关节腔积液诊断

炎症性和非炎症性关节腔积液诊断流程见图 4-1 和图 4-2。

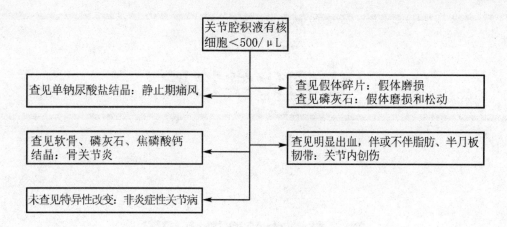

**图 4-1　非炎症性关节腔积液诊断流程**

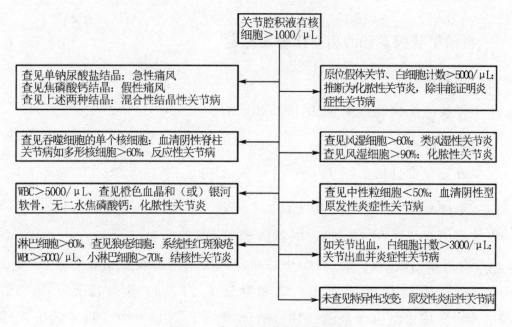

**图 4-2　炎症性关节腔积液诊断**

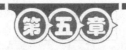

# 生物化学检验

## 第一节　内分泌激素检验

### 一、血清甲状腺素和游离甲状腺素测定

#### (一)适应证

用于甲状腺疾病的诊断、鉴别诊断和监测。

#### (二)参考区间

化学发光免疫分析法，$TT_4$：$65\sim155$ nmol/L。$FT_4$：$10.3\sim25.7$ pmol/L。

#### (三)临床意义

甲状腺素即 $3,5,3',5'$-四碘甲状腺原氨酸（$3,5,3',5'$-tetraiodothyronine，$T_4$）。$T_4$ 以与蛋白质结合的结合型甲状腺素和游离的游离型甲状腺素（free thyroxine，$FT_4$）的形式存在，$T_4$ 与 $FT_4$ 之和为总 $T_4$（$TT_4$）。生理情况下，99.5％的 $T_4$ 与血清甲状腺素结合球蛋白（TBG）结合，而 $FT_4$ 含量极少。$T_4$ 不能进入外周组织细胞，只有转变为 $FT_4$ 后才能进入组织细胞发挥生理作用，故 $FT_4$ 较 $T_4$ 更有价值。

1.增高

(1)$TT_4$ 增高：$TT_4$ 常受 TBG 含量的影响，高水平的 TBG 可使 $TT_4$ 增高。$TT_4$ 增高主要见于：甲状腺功能亢进、先天性甲状腺素结合球蛋白增多症、原发性胆汁性肝硬化、甲状腺激素不敏感综合征、妊娠，以及口服避孕药或雌激素等。另外，严重感染、心功能不全、肝脏疾病、肾脏疾病等也可使 $TT_4$ 增高。

(2)$FT_4$ 增高：对诊断甲状腺功能亢进的灵敏度明显优于 $TT_4$。另外，$FT_4$ 增高还可见于甲状腺功能亢进危象、甲状腺激素不敏感综合征、多结节性甲状腺肿等。

2.降低

(1)TT₄降低:主要见于甲减、缺碘性甲状腺肿、慢性淋巴细胞性甲状腺炎、低甲状腺素结合球蛋白血症等。另外,甲状腺功能亢进的治疗过程中、糖尿病酮症酸中毒、恶性肿瘤、心力衰竭等也可使 $TT_4$ 降低。

(2)FT₄降低:主要见于甲减,应用抗甲状腺药物、糖皮质激素、苯妥英钠、多巴胺等,也可见于肾病综合征等。

## 二、血清三碘甲状腺原氨酸和游离三碘甲状腺原氨酸测定

### (一)适应证

用于甲状腺疾病的诊断、鉴别诊断和监测。

### (二)参考区间

化学发光免疫分析法。$TT_3$:1.6～3.0 nmol/L。$FT_3$:6.0～11.4 pmol/L。

### (三)临床意义

$T_3$ 即 $3,5,3'$-三碘甲状腺原氨酸($3,5,3'$-triiodothyronine,$T_3$),$T_3$ 的含量是 $T_4$ 的 1/10,但其生理活性为 $T_4$ 的 3～4 倍。与 TBG 结合的结合型 $T_3$ 和游离型 $T_3$(free triiodothyronine,$FT_3$)之和为总 $T_3$($TT_3$)。

1.增高

(1)TT₃增高:$TT_3$ 是诊断甲状腺功能亢进最灵敏的指标。甲状腺功能亢进时 $TT_3$ 可高出正常人 4 倍,而 $TT_4$ 仅为 2.5 倍。某些患者血清 $TT_4$ 增高前往往已有 $TT_3$ 增高,可作为甲状腺功能亢进复发的先兆。因此,$TT_3$ 具有判断甲状腺功能亢进有无复发的价值。此外,$TT_3$ 是诊断 $T_3$ 型甲状腺功能亢进的特异性指标。$T_3$ 增高而 $T_4$ 不增高是 $T_3$ 型甲状腺功能亢进的特点,见于功能亢进型甲状腺腺瘤、多发性甲状腺结节性肿大。

(2)FT₃增高:$FT_3$ 对诊断甲状腺功能亢进非常灵敏,早期或具有复发前兆的 Graves 病的患者血清 $FT_4$ 处于临界值,而 $FT_3$ 已明显增高。$T_3$ 型甲状腺功能亢进时 $T_3$ 增高较 $T_4$ 明显,$FT_4$ 可正常,但 $FT_3$ 已明显增高。对于能触及 1 个或多个甲状腺结节的患者,常需要测定 $FT_3$ 水平来判断其甲状腺功能。$FT_3$ 增高还可见于甲状腺功能亢进危象、甲状腺激素不敏感综合征等。

2.降低

(1)TT₃降低:甲减时 $TT_3$ 可降低,但由于甲状腺仍具有产生 $T_3$ 的能力,所以

$T_3$ 降低不明显,有时甚至轻度增高。因此,$T_3$ 不是诊断甲减的灵敏指标。另外,TT3 降低也可见于肢端肥大症、肝硬化、肾病综合征和使用雌激素等。

(2)$FT_3$ 降低:见于低 $T_3$ 综合征、慢性淋巴细胞性甲状腺炎晚期、应用糖皮质激素等。

### 三、血清反三碘甲状腺原氨酸测定

#### (一)适应证

用于甲状腺疾病的诊断、鉴别诊断和监测。

#### (二)参考区间

化学发光免疫分析法:0.54～1.46 nmol/L。

#### (三)临床意义

反三碘甲状腺原氨酸(reverse triiodothyronine,$rT_3$)是 $T_4$ 在外周组织脱碘而生成。生理情况下,$rT_3$ 含量极少,其活性仅为 $T_4$ 的 10%。

1.增高

见于甲状腺功能亢进,也可见于非甲状腺疾病(如 AMI、肝硬化、尿毒症、糖尿病、脑血管病、心力衰竭等)。普萘洛尔、地塞米松、丙硫嘧啶等药物也可致 $rT_3$ 增高。此外,老年人、TBG 增高个体 $rT_3$ 也增高。

2.降低

见于甲状腺功能减退时,对轻型或亚临床型甲减诊断的准确性优于 $T_3$、$T_4$。慢性淋巴细胞性甲状腺炎的 $rT_3$ 水平也降低。此外,抗甲状腺药物治疗时,若 $rT_3$ 值低于参考区间下限时,提示用药过量。

### 四、血清促甲状腺激素测定

#### (一)适应证

用于甲状腺疾病的诊断、鉴别诊断和监测。

#### (二)参考区间

化学发光免疫分析法:0.2～7.0 mU/L。

#### (三)临床意义

促甲状腺激素(Thyroid-stimulating hormone,TSH)由垂体前叶当中的促甲状腺激素细胞所分泌的肽类激素,可促进甲状腺上皮细胞的代谢及胞内核酸和蛋白质合成,使细胞呈高柱状增生,从而使腺体增大。

1.增高

见于原发性甲状腺功能减退、伴有甲状腺功能低下的桥本病、外源性促甲状腺激素分泌肿瘤(肺、乳腺)、亚急性甲状腺炎恢复期。摄入金属锂、碘化钾、促甲状腺激素释放激素可使促甲状腺激素增高。

2.降低

见于垂体性甲状腺功能低下、非促甲状腺激素瘤所致的甲状腺功能亢进,以及摄入阿司匹林、皮质激素及静脉使用肝素等。

## 五、血清甲状腺结合球蛋白测定

### (一)适应证

用于甲状腺疾病的诊断、鉴别诊断和监测。

### (二)参考区间

酶标法:15～34 mg/L。

### (三)临床意义

甲状腺素结合球蛋白(thyroxine-binding globulin,TBG)是一种由肝脏合成的酸性糖蛋白。

1.增高

见于以下疾病。

(1)甲减:甲减时 TBG 增高,但随着病情的好转,TBG 逐渐恢复正常。

(2)肝脏疾病:如肝硬化、病毒性肝炎等 TBG 显著增高,可能与肝脏间质细胞合成、分泌 TBG 增多有关。

(3)其他:如 Graves 病、甲状腺癌、风湿病、先天性 TBG 增多症等 TBG 也增高。另外,应用雌激素、避孕药等也可见 TBG 增高。

2.降低

见于甲状腺功能亢进、遗传性 TBG 减少症、肢端肥大症、肾病综合征、恶性肿瘤、严重感染等。大量应用糖皮质激素和雄激素等 TBG 也可降低。

## 六、血清甲状旁腺激素测定

### (一)适应证

用于甲状旁腺疾病的诊断、鉴别诊断和监测。

### (二)参考区间

ECLIA 法:1.6～6.9 pmol/L。

### (三)临床意义

甲状旁腺素(parathormone 或 parathyroid hormone,PTH)是甲状旁腺主细胞分泌的一种含有 84 个氨基酸的直链肽类激素,其主要靶器官有肾脏、骨骼和肠道。PTH 的主要生理作用是拮抗降钙素、动员骨钙释放、加快磷酸盐的排泄和维生素 D 的活化等。

**1.增高**

PTH 是诊断甲状旁腺功能亢进症的主要依据。若 PTH 增高,同时伴有高血钙和低血磷,则为原发性甲状旁腺功能亢进症,多见于维生素 D 缺乏、肾衰竭、吸收不良综合征等。PTH 增高也可见于肺癌、肾癌所致的异源甲状旁腺功能亢进等。

**2.降低**

主要见于甲状腺或甲状旁腺手术后、特发性甲状旁腺功能减退等。

## 七、血清降钙素测定

### (一)适应证

(1)用于甲状旁腺疾病的诊断、鉴别诊断和监测。

(2)用于甲状腺疾病的辅助诊断。

### (二)参考区间

酶标法:$<50 \ ng/L$。

### (三)临床意义

降钙素(calcitonin,CT)是由甲状腺 C 细胞分泌的多肽激素。CT 的主要作用是降低血钙和血磷水平,其主要靶器官是骨骼,对肾脏也有一定的作用。CT 的分泌受血钙浓度的调节,当血钙浓度增高时,CT 的分泌也增高。CT 与 PTH 对血钙的调节作用相反,共同维持着血钙浓度的相对稳定。

**1.增高**

CT 是诊断甲状腺髓样癌的很好的标志之一,对判断手术疗效及术后复发有重要价值。另外,CT 增高也可见于燕麦细胞型肺癌、结肠癌、乳癌、胰腺癌、前列腺癌、严重骨病和肾脏疾病等。

**2.降低**

主要见于甲状腺切除术后、重度甲状腺功能亢进症等。

## 八、血清皮质醇测定

### (一)适应证

用于肾上腺皮质功能的诊断、鉴别诊断和监测。

### (二)参考区间

CLIA法。上午8时:0.17~0.44 μmol/L。14时:0.06~0.25 μmol/L。

### (三)临床意义

皮质醇主要是由肾上腺皮质束状带及网状带细胞所分泌。皮质醇进入血液后,90%的皮质醇与皮质醇结合蛋白(cortisol binding globulin,CBG)及清蛋白结合,游离状态的皮质醇极少。

1.增高

见于肾上腺皮质功能亢进、双侧肾上腺皮质增生或肿瘤、异源ACTH综合征等,且其浓度增高失去了昼夜变化规律。另外,非肾上腺疾病,如慢性肝病、单纯性肥胖、应激状态、妊娠及雌激素治疗等,也可使其增高。

2.降低

见于肾上腺皮质功能减退、腺垂体功能减退,但其存在节律性变化。另外,应用苯妥英钠、水杨酸等也可使其降低。

## 九、血浆醛固酮测定

### (一)适应证

用于肾上腺皮质功能的判断和监测。

### (二)参考区间

酶标法,普食卧位:48.5~123.5 ng/L。普食立位:63.0~239.6 ng/L。低盐卧位:112.9~353.3 ng/L。低盐立位:163.9~517.9 ng/L。

### (三)临床意义

醛固酮(aldosterone,ALD)是肾上腺皮质球状带细胞所分泌的一种盐皮质激素,作用于肾脏远曲小管,具有保钠排钾、调节水电解质平衡的作用,ALD浓度有昼夜变化规律,并受体位、饮食及肾素水平的影响。

1.增高

见于由于肾上腺皮质肿瘤或增生引起的原发性醛固酮增多症,也可见于由于有效血容量降低、肾血流量减少所致的继发性醛固酮增多症,如心力衰竭、肾病综合征、肝硬化腹腔积液、高血压及长期低钠饮食等。长期服用避孕药等也可使 ALD 增高。

**2.降低**

见于肾上腺皮质功能减退症、垂体功能减退、高钠饮食、妊娠高血压综合征、原发性单一性醛固酮减少症等。应用普萘洛尔、利血平、甲基多巴、甘草等也可使 ALD 降低。

## 十、血清肾上腺素测定

### (一)适应证

用于嗜铬细胞瘤的诊断、鉴别诊断和监测。

### (二)参考区间

酶标法,血浆:$<480$ pmol/L。

### (三)临床意义

肾上腺素(adrenaline,Ad)是由肾上腺髓质分泌的一种儿茶酚胺激素。在应激状态、内脏神经刺激和低血糖等情况下,释放入血液循环,促进糖原分解并升高血糖,促进脂肪分解,引起心跳加快。

增高:见于持续刺激神经、精神紧张、寒冷、长期给予利血平治疗、嗜铬细胞瘤等。

## 十一、血清促肾上腺皮质激素测定

### (一)适应证

用于垂体疾病、肾上腺皮质疾病、各种应急反应的诊断、鉴别诊断和监测。

### (二)参考区间

酶标法:$1.1\sim11.0$ pmol/L。

### (三)临床意义

促肾上腺皮质激素(Adrenocorticotropic hormone,ACTH)是由脑垂前叶分泌的激素。它具有刺激肾上腺皮质发育和发挥生理功能的作用。主要作用于肾上腺皮质束状带,刺激糖皮质类固醇的分泌,与生长素起相反的作用。

**1.增高**

见于垂体 ACTH 细胞瘤、异源性 ACTH 分泌适应证、原发性肾上腺皮质减退症、纳尔逊适应证、各种应急反应等。

## 2.降低

见于垂体或鞍旁肿瘤、垂体前叶受损(如席汉病)和肾上腺皮质肿瘤等。

## 十二、尿儿茶酚胺测定

### (一)适应证

用于肾上腺髓质功能的判断和监测。

### (二)参考区间

71.0～229.5 nmol/24 h。

### (三)临床意义

儿茶酚胺(catecholamines,CA)是肾上腺嗜铬细胞分泌的肾上腺素、去甲肾上腺素和多巴胺的总称。血液中的 CA 主要来源于交感神经和肾上腺髓质。

#### 1.增高

见于嗜铬细胞瘤,其增高程度可达正常人的 2～20 倍,但其发作期间 CA 多正常,应多次反复测定以明确诊断。另外,交感神经母细胞瘤、心肌梗死、高血压、甲状腺功能亢进、肾上腺髓质增生等 CA 也可增高。

#### 2.降低

见于艾迪生病。

## 十三、尿香草扁桃酸测定

### (一)适应证

用于肾上腺髓质功能的判断和监测。

### (二)参考区间

5～45 $\mu$mol/24 h。

### (三)临床意义

香草扁桃酸(vanillylmandelic acid,VMA)是儿茶酚胺的代谢产物。体内 CA 的代谢产物中有 60% 是 VMA,其性质较 CA 稳定,且 63% 的 VMA 由尿液排出,故测定尿液 VMA 可以了解肾上腺髓质的分泌功能。由于 VMA 的分泌有昼夜节律性变化,因此,应收集 24 小时混合尿液用于测定 VMA。

VMA 主要用于观察肾上腺髓质和交感神经的功能。VMA 增高主要见于嗜铬细胞瘤的发作期、神经母细胞瘤和交感神经细胞瘤,以及肾上腺髓质增生等。

### 十四、血清睾酮测定

**(一)适应证**

(1)用于生殖系统疾病的诊断、鉴别与监测。

(2)用于非生殖系统疾病的辅助诊断。

**(二)参考区间**

CLIA 法。男性:9.4～37.0 nmol/L。女性:0.18～1.78 nmol/L。

**(三)临床意义**

睾酮是男性最重要的雄激素,脱氢异雄酮和雄烯二酮是女性主要的雄性激素。血浆睾酮浓度可反映睾丸的分泌功能,血液循环中具有活性的游离睾酮仅为 2%。睾酮分泌具有昼夜节律性变化,上午 8 时为分泌高峰,因此,测定上午 8 时的睾酮浓度对评价男性睾丸分泌功能具有重要价值。

1.增高

见于睾丸间质细胞瘤、男性性早熟、先天性肾上腺皮质增生症、肾上腺皮质功能亢进、多囊卵巢综合征等。也可见于女性肥胖症、中晚期妊娠及应用雄激素等。

2.降低

见于 Klinefelter 综合征(原发性小睾丸症)、睾丸不发育症、Kallmann 综合征(嗅神经-性发育不全综合征)、男性 Turner 综合征等。也可见于睾丸炎症、肿瘤、外伤、放射性损伤等。

### 十五、血清雌二醇测定

**(一)适应证**

(1)用于生殖系统疾病的诊断、鉴别与监测。

(2)用于非生殖系统疾病的辅助诊断。

**(二)参考区间**

CLIA 法。女性:卵泡期为 0.18～0.27 nmol/L,排卵期为 0.34～1.55 nmol/L,黄体期为 0.15～1.08 nmol/L,绝经期为 0.01～0.14 nmol/L。男性:0.19～0.24 nmol/L。

**(三)临床意义**

雌二醇(estradiol,$E_2$)是雌激素的主要成分,由睾丸、卵巢和胎盘分泌,或由雌激素转化而来。其生理功能是促进女性生殖器官的发育和副性征的出现,并维持正常状态。

**1.增高**

见于女性性早熟、男性女性化、卵巢肿瘤以及性腺母细胞瘤、垂体瘤等,也可见于肝硬化、妊娠期。男性随年龄增长,$E_2$水平也逐渐增高。

**2.降低**

见于各种原因所致的原发性性腺功能减退,如卵巢发育不全,也可见于下丘脑和垂体病变所致的继发性性腺功能减退等。卵巢切除、青春期延迟、原发性或继发性闭经、绝经、口服避孕药等也可使 $E_2$ 降低。

### 十六、血清黄体酮测定

**(一)适应证**

(1)用于生殖系统疾病的诊断、鉴别与监测。

(2)用于非生殖系统疾病的辅助诊断。

**(二)参考区间**

CLIA 法。女性:卵泡期为 $0.2 \sim 1.2\ \mu/L$,排卵期为 $0.6 \sim 2.6\ \mu/L$,黄体期为 $5.8 \sim 22.1\ \mu/L$,绝经期为 $0.2 \sim 0.9\ \mu/L$。男性为 $0.4 \sim 1.1\ \mu/L$。

**(三)临床意义**

黄体酮(progesterone,P)是由黄体和卵巢所分泌,是类固醇激素合成的中间代谢产物。黄体酮的生理作用是使经雌激素作用的、已处于增殖期的子宫内膜继续发育增殖、增厚肥大、松软和分泌黏液,为受精卵着床做准备,这对维持正常月经周期及正常妊娠有重要作用。

**1.增高**

见于葡萄胎、妊娠高血压综合征、原发性高血压、卵巢肿瘤、多胎妊娠、先天性肾上腺皮质增生等。

**2.降低**

见于黄体功能不全、多囊卵巢综合征、胎儿发育迟缓、死胎、原发性或继发性闭经、无排卵型子宫功能性出血等。

### 十七、血清促黄体生成素测定

**(一)适应证**

(1)用于生殖系统疾病的诊断、鉴别与监测。

(2)用于非生殖系统疾病的辅助诊断。

**(二)参考区间**

CLIA 法:女性:卵泡期为 2～30 U/L,排卵期为 40～200 U/L,黄体期为 0～20 U/L,绝经期为 40～200 U/L。男性为 5～20 U/L。

**(三)临床意义**

促黄体生成素(luteotropic hormone,LH)与促卵泡激素(follicle-stimulating hormone,FSH)统称促性腺激素,具有促进卵泡发育成熟作用,可促进雌激素分泌。

1.增高

见于中枢性性早熟、多囊性卵巢综合征、垂体性闭经、先天性卵巢发育不全、先天性睾丸发育不全、卵巢切除术后、妇女绝经期等。

2.降低

见于垂体功能减退症、卵巢功能衰退、下丘脑性闭经、继发性性功能减退症等。

## 十八、血清促卵泡激素测定

**(一)适应证**

(1)用于生殖系统疾病的诊断、鉴别与监测。
(2)用于非生殖系统疾病的辅助诊断。

**(二)参考区间**

ECLIA 法。女性:卵泡期为 3.5～12.5 U/L,排卵期为 4.7～21.5 U/L,黄体期为 1.7～7.7 U/L,绝经期为 25.8～134.8 U/L。男性为 1.5～12.4 U/L。

**(三)临床意义**

1.增高

见于原发性闭经、原发性性功能减退。早期垂体前叶功能亢进、睾丸精原细胞瘤、Turner 综合征、Klinefelter 综合征等,以及摄入氯米芬、左旋多巴等药物。

2.降低

见于雌激素或黄体酮治疗。

## 十九、血清垂体催乳素测定

**(一)适应证**

(1)用于生殖系统疾病的诊断、鉴别与监测。

（2）用于非生殖系统疾病的辅助诊断。

**（二）参考区间**

CLIA 法。男性（成年人）＜20 μg/L。女性：卵泡期＜23 μg/L，黄体期为5～40 μg/L，妊娠头 3 个月＜80 μg/L，妊娠中 3 个月＜160 μg/L，妊娠后 3 个月＜400 μg/L。

**（三）临床意义**

催乳素（prolactin，PRL）主要促进乳腺生长发育和乳汁的形成，并可抑制促性腺激素的分泌。

1.增高

见于垂体肿瘤、肉芽肿、头颅咽管瘤、朗格汉斯细胞组织细胞增生症、肢端肥大症、垂体腺瘤向蝶鞍上部转移、低血糖、应激状态、原发性甲状腺功能减退、前胸部损伤（创伤、手术、带状疱疹）、精神疾病、药物（降压剂、安定剂、避孕药、镇惊药）的服用、多囊性卵巢、肾功能不全等。此外，妊娠及哺乳期也升高。

2.降低

见于 Sheehan 综合征（席汉综合征）、垂体前叶功能减退症、催乳素单一缺乏症、部分垂体肿瘤等。

## 二十、血清生长激素测定

**（一）适应证**

用于垂体功能的诊断、鉴别与监测。

**（二）参考区间**

儿童：＜20 μg/L。成年男性：＜2 μg/L。成年女性：＜10 μg/L。

**（三）临床意义**

生长激素（growth hormone，GH）的分泌具有脉冲式节律，每1～4 小时出现 1 次脉冲峰，睡眠后 GH 分泌增高，约在熟睡 1 小时后达高峰。因而宜在午夜采血测定 GH，且单项测定意义有限，应同时进行动态检测。

1.增高

见于垂体肿瘤所致的巨人症或肢端肥大症，也可见于异源 GHRH 或 GH 综合征。另外，外科手术、灼伤、低糖血症、糖尿病、肾衰竭等 GH 也增高。

2.降低

见于垂体性侏儒症、垂体功能减退症、遗传性 GH 缺乏症、继发性 GH 缺乏症等。另外,高血糖、皮质醇增多症、应用糖皮质激素也可使 GH 降低。

### 二十一、血清抗利尿激素测定

#### (一)适应证

(1)用于垂体功能的诊断、鉴别诊断与监测。

(2)结合其他项目用于肾脏等疾病的辅助诊断。

#### (二)参考区间

1.4～5.6 pmol/L。

#### (三)临床意义

抗利尿激素(antidiuretic hormone,ADH)是下丘脑的视上核神经元产生的一种含有 9 个氨基酸的多肽激素。其主要生理作用是促进肾远曲小管和集合管对水的重吸收,即具有抗利尿作用,从而调节有效血容量、渗透压及血压。

1.增高

见于腺垂体功能减退症、肾性尿崩症、脱水等,也可见于产生异源 ADH 的肺癌或其他肿瘤等。

2.降低

见于中枢性尿崩症、肾病综合征、输入大量等渗溶液、体液容量增加等。也可见于妊娠期尿崩症。

# 第二节　血糖及相关物质检验

### 一、空腹血糖测定

#### (一)适应证

(1)用于糖代谢异常疾病的诊断、鉴别诊断和监测。

(2)结合其他检测项目进行糖尿病治疗的监测。

#### (二)参考区间

葡萄糖氧化酶法:3.9～6.1 mmol/L。

### (三)临床意义

血糖是血液中葡萄糖的简称。正常情况时,在神经、激素、肝脏和肾脏等器官的调节作用下,血糖的来源和去路保持平衡,血糖浓度维持相对恒定,来保持机体的正常活动。血糖浓度改变常为糖代谢异常的特征,许多疾病如内分泌失调、肝脏疾病、肾脏疾病、神经功能紊乱、酶的遗传缺陷以及某些维生素的缺乏和药物等都能引起糖代谢异常。

**1.增高**

见于以下疾病。

(1)生理性或暂时性高血糖:如餐后 1～2 小时、摄入高糖饮食、情绪激动等。

(2)病理性高血糖:见于以下疾病。①糖尿病;②其他内分泌系统的疾病,如垂体前叶功能亢进(巨人症、肢端肥大症)、肾上腺皮质功能亢进(库欣病)、甲状腺功能亢进、嗜铬细胞瘤等;③应激性高血糖,如颅脑损伤、颅内压增高、脑卒中等;④脱水引起的血液浓缩,如呕吐、腹泻、高热等;⑤严重的肝硬化使葡萄糖不能转化为肝糖原贮存;⑥胰腺病变。

(3)药物影响:某些药物可引起血糖的升高。如噻嗪类利尿药、口服避孕药、儿茶酚胺、吲哚美辛、咖啡因、甲状腺素、肾上腺素等。

**2.降低**

见于以下疾病。

(1)生理性或暂时性低血糖:如饥饿和剧烈运动。

(2)病理性低血糖:见于胰岛 B 细胞增生或肿瘤引起的胰岛素分泌过多;对抗胰岛素的激素分泌不足,如垂体、肾上腺皮质或甲状腺功能减退而使生长激素、肾上腺素分泌减少;严重的肝病使肝的生糖作用降低或肝糖原储存缺乏,肝脏不能有效地调节血糖。

(3)药物影响:某些药物可引起血糖的降低。如降糖药、中毒剂量对乙酰氨基酚、抗组胺药、致毒量阿司匹林、乙醇、胍乙啶、普萘洛尔等。

## 二、口服葡萄糖耐量试验

### (一)适应证

(1)用于监测空腹血糖水平在临界值(6～7 mmol/L)的糖尿病疑似者。

(2)用于空腹或餐后血糖浓度正常,但有发展为糖尿病可能的人群的监测,如肥胖个体、高血压或高脂血症患者。

(3)用于以前耐量试验异常的危险人群监测。

（4）用于妊娠糖尿病的诊断。

（5）用于临床上出现肾病、神经病变和视网膜病而又无法作出合理性解释者的辅助诊断。

（6）用于人群筛查，以获取流行病学研究资料。

### （二）参考区间

健康成年人，空腹血糖为 3.9～6.1 mmol/L，服糖后 1 小时血糖为 8.8～10.2 mmol/L，服糖后 2 小时血糖为 6.7～7.8 mmol/L，服糖后 3 小时血糖为 4.3～6.0 mmol/L。

### （三）临床意义

口服糖耐量试验（oral glucose tolerance test，OGTT）是一种糖负荷试验，用于了解机体对糖的调节能力。

1.糖尿病性糖耐量

空腹血糖浓度≥7.0 mmol/L，服糖后血糖急剧升高，血糖增高时间仍为 30～60 分钟，但峰值超过 10 mmol/L，并出现糖尿；以后血糖浓度恢复缓慢，常常 2 小时后仍高于空腹水平。因此糖尿病的重要判断指标是口服葡萄糖后 2 小时的血糖值。糖尿病患者耐糖曲线的最大特征是曲线延迟恢复至空腹水平。

2.糖耐量受损

空腹血糖浓度＜7.0 mmol/L，但服糖后 2 小时血糖≥7.8 mmol/L，＜11.1 mmol/L 为糖耐量减退；空腹血糖浓度≥6.1 mmol/L 但＜7.0 mmol/L，服糖后 2 小时血糖＜7.8 mmol/L 为空腹血糖受损。

3.妊娠性糖尿病

妊娠性糖尿病可致先天性胎儿畸形及胎儿死亡，临床上应重视孕妇有否糖尿病的检测。其方法是在妊娠 24～25 周内测定口服 50 g 葡萄糖 1 小时后的血糖浓度，若为 7.0 mmol/L 以上者，则提示有妊娠性糖尿病的可能性，应进一步作 OGTT。即测定空腹血糖浓度，糖负荷量 100 g，然后连续监测 3 小时。诊断标准为：①空腹＞5.8 mmol/L。②1 小时＞10.5 mmol/L。③2 小时＞9.2 mmol/L。④3 小时＞8.0 mmol/L。至少有 2 个结果超过以上检测值，才能判断妊娠性糖尿病。

## 三、血清胰岛素测定

### （一）适应证

用于胰岛素依赖性糖尿病（IDDM）的诊断、鉴别诊断。

## （二）参考区间

CLIA 法:4.0～15.6 U/L(空腹时)。ECLIA 法:17.8～173.0 pmolU/L(空腹时)。

## （三）临床意义

胰岛素由胰岛 B 细胞分泌,在肝肾等组织中受胰岛素酶灭活。血清中胰岛素水平受血糖浓度调控,血糖水平升高可刺激胰岛 B 细胞分泌胰岛素。糖尿病患者由于胰岛 B 细胞分泌功能障碍和胰岛素生物学效应不足,从而产生高血糖症,也可伴高胰岛素血症。检测胰岛素分泌功能对诊断 IDDM 有重要意义。

1.增高

见于以下疾病。

(1)高胰岛素血症或胰岛 B 细胞瘤:此时空腹血糖降低,糖耐量曲线低平,胰岛素与葡萄糖比值＞0.4。

(2)肥胖、肝肾衰竭或排泄受阻。

(3)肢端肥大症、巨人症。

2.降低

见于以下疾病。

(1)糖尿病:糖尿病时胰岛素分泌减少、释放迟缓。

(2)促肾上腺皮质激素缺乏症、腺垂体功能低下和饥饿状态。

## 四、血清 C-肽测定

## （一）适应证

(1)用于糖尿病的诊断及鉴别诊断。

(2)用于胰岛素治疗的糖尿病患者治疗方案调整及疗效监测。

## （二）参考区间

ECLIA 法:250.0～600.0 pmolU/L。

## （三）临床意义

C-肽与胰岛素以等摩尔从胰岛 B 细胞释放,其检测意义同与胰岛素的检测。C-肽半寿期比胰岛素长,且不被肝脏破坏,只在肾脏降解和代谢,对使用胰岛素治疗的患者,检测血浆中 C-肽水平更能准确反映胰岛的功能。

1.增高

见于以下疾病。

（1）Ⅱ型糖尿病或继发性糖尿病：由于存在胰岛素抵抗，C-肽和胰岛素释放曲线较高，空腹血糖及糖耐量曲线也较高。

（2）胰岛β细胞瘤：糖耐量曲线低平，胰岛素和C-肽浓度均升高。

（3）胰岛β细胞瘤术后：血清C-肽仍升高，提示肿瘤未切除完全或复发。

（4）肝硬化：血清C-肽水平升高。

2.降低

见于外源性胰岛素过量导致低血糖时，血清胰岛素升高，而C-肽降低。

## 五、糖化血红蛋白测定

### (一)适应证

（1）评价糖尿病患者血糖的控制效果。

（2）用于糖尿病微小血管并发症、慢性并发症发生和发展的监测。

### (二)参考区间

离子交换层析法：5.0%～8.0%。HbA1c免疫比浊法：2.8%～3.8%。亲和层析法：HbA1 5.0%～8.0%，平均6.5%。

### (三)临床意义

糖化血红蛋白（glycosylated hemoglobin，GHb）由红细胞内的血红蛋白缓慢地与糖发生糖基化反应生成。GHb生成速率取决于一段时间内的平均血糖浓度和红细胞的寿命，其一旦形成则不再分离，红细胞死亡前GHb含量保持相对不变，因此GHb可反映测定前1～2个月的血糖水平，而与血糖的短期波动无关，是评价糖尿病血糖控制效果的指标。GHb与氧亲和力强，可促进组织（晶状体、视网膜、肾、周围神经和血管等）缺氧，引起糖尿病并发症。

（1）糖尿病控制不佳时，GHb可高达正常2倍以上。

（2）可鉴别糖尿病性高血糖及应激性高血糖，前者GHb水平多增高，后者正常。

（3）GHb测定对监测糖尿病微小血管并发症、慢性并发症的发生和发展都有积极意义。

（4）GHb测定在糖尿病筛选普查中，对轻型、"隐性"糖尿病有早期提示作用。

## 六、糖化血清蛋白测定

### (一)适应证

用于糖尿病治疗效果的观察。

## （二）参考区间

成人糖化白蛋白：10.8％～17.1％。

## （三）临床意义

血液中的葡萄糖可与血清蛋白的 N 末端发生非酶促的糖基化反应，形成高分子酮胺化合物，其结构类似果糖胺，总称为糖化血清蛋白。由于 70％以上的糖化血清蛋白是糖化白蛋白，因此测定糖化白蛋白更能准确反映血糖控制的水平。

测定糖化血清蛋白水平可以反映患者 2～3 周前的血糖控制情况，白蛋白的半衰期为 20 日左右，不受临时血糖浓度波动的影响，是判断糖尿病患者在一定时间内血糖控制水平的一个较好指标。同一患者前后连续检测结果的比较更有临床价值。一些特殊情况下，如透析性贫血、肝病、糖尿病合并妊娠、降糖药物调整期等，结合糖化白蛋白能更准确地反映短期内的平均血糖变化，特别是当患者体内有血红蛋白变异体（如 HbS 或 HbC）存在时，会使红细胞寿命缩短，此时糖化白蛋白检测则更有价值。

## 七、血浆乳酸测定

### （一）适应证

用于乳酸性中毒的辅助诊断和鉴别诊断。

### （二）参考区间

安静状态下，成年人空腹静脉血乳酸浓度：0.6～2.2 mmol/L。动脉血中乳酸水平为静脉血中乳酸水平的 1/2～2/3。餐后乳酸水平比基础空腹值高20％～50％。新生儿毛细血管血中的乳酸水平比成年人平均高 50％。

### （三）临床意义

乳酸是糖代谢的中间产物，主要来源于骨骼肌、脑、皮肤、肾髓质和红细胞。血液中乳酸浓度和这些组织产生乳酸的速率以及肝脏对乳酸的代谢速度有关，约 65％的乳酸由肝脏代谢。血浆乳酸升高有以下两种情况。

1.生理性升高

见于剧烈运动或脱水。

2.病理性升高

见于以下疾病。

（1）休克、心力衰竭、血液病和肺功能不全时出现组织严重缺氧，导致丙酮酸还原成乳酸的酵解作用增加,促使乳酸水平升高。

(2)某些肝脏疾病时由于肝脏对乳酸的清除率降低,可出现血乳酸升高。

(3)糖尿病患者胰岛素绝对或(和)相对不足,机体不能有效利用血糖,丙酮酸大量还原成乳酸,导致体内乳酸堆积,出现乳酸酸中毒。

(4)服用某些药物或毒物(如乙醇、甲醇、水杨酸等)亦可引起血乳酸增高。

## 八、血浆丙酮酸测定

### (一)适应证

用于糖尿病等疾病的辅助诊断和病情观察。

### (二)参考区间

成人空腹静脉血和动脉血丙酮酸浓度均小于 0.1 mmol/L。安静状态下,空腹静脉血浆丙酮酸含量为 0.03~0.10 mmol/L,动脉全血丙酮酸浓度为 0.02~0.08 mmol/L。

### (三)临床意义

丙酮酸是糖类和大多数氨基酸分解代谢过程中的重要中间产物,丙酮酸可通过乙酰辅酶 A 和三羧酸循环实现体内糖、脂肪和氨基酸间的互相转化,因此在三大营养物质的代谢联系中起着重要的枢纽作用。

1.生理性升高

进食或运动后。

2.病理性升高

见于维生素 $B_1$ 缺乏症的患者,糖尿病、充血性心力衰竭、严重腹泻等消化性障碍、严重感染和肝病时。

此外,血浆丙酮酸浓度检测也可用于评价有先天代谢紊乱而使血乳酸浓度增加的患者。与乳酸/丙酮酸比例增加有关的先天代谢紊乱包括丙酮酸羧化酶缺陷和氧化磷酸化酶缺陷。

## 九、血清 β-羟丁酸测定

### (一)适应证

用于反映酮症酸中毒的状况。

### (二)参考区间

成人:0.03~0.30 mmol/L。

（三）临床意义

β-羟丁酸、乙酰乙酸和丙酮总称为酮体,其中 β-羟丁酸约占 78%。酮体来源于游离脂肪酸在肝脏的氧化代谢产物,当糖代谢发生障碍时,脂肪分解加速,不能充分氧化,就会产生大量中间产物酮体。

血清 β-羟丁酸升高见于糖尿病酮症酸中毒及各种原因所致的长期饥饿、饮食中缺少糖类或营养不良等。在严重酸中毒患者,β-羟丁酸与乙酰乙酸的比值可从正常人的 2：1 升高到 16：1,在酮症酸中毒的早期阶段,比值可达最高点,而继续治疗,该比值将随着 β-羟丁酸被氧化成乙酰乙酸而降低。

# 第三节　血清无机离子检验

## 一、血清钾测定

（一）适应证

用于钾代谢紊乱的诊断、鉴别诊断和监测。

（二）参考区间

离子选择电极法:3.5～5.2 mmol/L。酶法:3.5～5.3 mmol/L。

（三）临床意义

人体内的钾主要来自食物,其中 98% 存在于细胞内液。钾在细胞内外的分布,受多种因素的影响,血钾浓度是否恒定,对人体正常生理功能影响很大。高钾血症可引起严重的肌肉、心肌和呼吸功能抑制,以及心电图改变,血钾过度升高可发生心室纤维颤动、心脏停搏而致死。

1.钾增高

见于以下疾病。

(1)肾功能障碍:使排钾减少,如少尿、尿闭、尿毒症、休克等。

(2)释放性高血钾症:如血型不合输血、重度溶血反应、组织大量破坏使细胞内钾大量释放到血液中。

(3)组织缺氧:急性哮喘发作、急性肺炎、呼吸衰竭等。

(4)肾上腺皮质功能减退:远曲小管分泌钾减少,造成高血钾、低血钠。

（5）含钾药物及潴钾利尿剂的过度使用：如注射大剂量的青霉素钾盐。

（6）尿钾排泄减少：如肾上腺皮质功能减退、酸中毒时尿钾排泄减少。

2.钾降低

见于以下疾病。

（1）钾进食量不足。

（2）钾丢失过多：如严重腹泻、呕吐等。

（3）肾脏疾病：如急性肾衰竭多尿期，尿中排出大量电解质可致低钾血症。

（4）肾上腺皮质功能亢进：如醛固酮增多症、长期用皮质激素治疗而未适当补钾。

（5）尿钾排出增加：如肾上腺皮质功能亢进、使用排钾利剂后排钾增多、碱中毒时尿钾排出增加。

## 二、血清钠测定

### （一）适应证

（1）用于钠代谢紊乱的诊断、鉴别诊断和监测。

（2）对机体脱水状况进行的诊断、鉴别诊断和监测。

### （二）参考区间

离子选择电极法：135～145 mmol/L。酶法：136～145 mmol/L。

### （三）临床意义

人体内的钠主要来自食物中的 $NaCl$，其中约 50％存在于细胞外液，另有 40％～45％存在于骨骼中。$Na^+$ 是细胞外液中含量最高的阳离子，在维持细胞外液容量、渗透压、酸碱平衡和细胞功能方面起重要作用。

1.钠增高

见于以下疾病。

（1）钠潴留高钠血症：常伴有水潴留，使高血钠不明显，但体内钠总量过多伴水肿，常见于心力衰竭、肝硬化、肾病等。

（2）肾上腺皮质功能亢进：如库欣综合征、醛固酮增多症。

（3）钠进量过多：如注射高渗盐水或进盐过多。

（4）严重脱水：失水大于失钠。

（5）脑性高血钠症：见于脑血管意外、垂体肿瘤等。

（6）肾小管重吸收钠加强。

2.钠降低

见于以下疾病。

(1)胃肠道失钠:临床上较为常见的缺钠性脱水症,发生在腹泻、呕吐及消化道引流时。

(2)尿路失钠:肾小管重吸收功能减退,如失盐性肾炎,往往伴有代谢性酸中毒。

(3)肾上腺皮质功能不全:尿钠排出增多。

(4)垂体后叶功能减退:如尿崩症。

(5)皮肤丢失:如大量出汗、大面积烧伤。

(6)糖尿病:多尿而脱水失钠。

(7)忌盐饮食。

(8)使用利尿剂后。

### 三、血清钙测定

#### (一)适应证

(1)用于钙代谢紊乱的诊断、鉴别诊断和监测。

(2)可辅助对甲状旁腺功能状况进行监测。

#### (二)参考区间

邻甲酚酞络合铜比色法,成年人:2.03～2.54 mmol/L。儿童:2.25～2.67 mmol/L。

#### (三)临床意义

钙是体内含量最多的无机盐,其中99%的钙分布于骨骼。血钙几乎全部存在于血浆,正常情况下,血钙含量仅在极小的范围内波动,以保证其生理功能的正常发挥。体内钙的代谢主要通过神经体液进行调节。

1.钙增高

见于甲状旁腺功能亢进、代谢性酸中毒、骨肿瘤、维生素 D 过多症等。

2.钙降低

见于原发性和继发性甲状旁腺功能减退、肾脏疾病(慢性肾衰竭、肾移植或进行血液透析患者)、维生素 D 缺乏症、呼吸性或代谢性碱中毒、新生儿低钙血症、外科手术后、脓毒血症或烧伤患者等。

## 四、血清氯测定

### (一)适应证

用于氯代谢紊乱的诊断、鉴别诊断和监测。

### (二)参考区间

硫氰酸汞比色法：96～108 mmol/L。

### (三)临床意义

人体内的氯(chlorine,Cl)主要来自食物中的 NaCl,存在于细胞外液,是细胞外液中主要的阴离子,在维持细胞外液容量、渗透压、酸碱平衡和细胞功能方面起重要作用。

1.增高

见于以下疾病。

(1)高氯代谢性酸中毒：细胞外的 $NaHCO_3$ 减少,为了维持电解质平衡,含氯量必须增加,其所增加的氯是由于肾小管重吸收氯增大所致(相对于钠而言)。

(2)氯化物摄入过多。

(3)肾后因素引起的排尿障碍。

2.降低

见于以下疾病。

(1)胃肠道丢失：如严重呕吐、腹泻、肠瘘等使消化液大量丢失。

(2)长期限制 NaCl 的摄入。

(3)代谢性碱中毒：因 $HCO_3^-$ 过多,在钠含量正常情况下,必须排出氯以维持电解质平衡。

(4)艾迪生病。

(5)血管升压素分泌增多的稀释性低钠、低氯血症。

## 五、血清磷测定

### (一)适应证

(1)用于磷代谢紊乱的诊断、鉴别诊断和监测。

(2)可辅助对甲状旁腺功能状况进行监测。

### (二)参考区间

硫酸亚铁磷钼酸比色法。成年人：0.96～1.62 mmol/L。儿童：1.45～

2.10 mmol/L。

### (三)临床意义

体内的磷有无机磷和有机磷两种形式,其中约 86% 存在于骨骼。血磷是指血中无机磷酸盐所含的磷,其浓度受多种因素的调节,具有重要的生理功能。

1.增高

见于甲状旁腺功能减退、急慢性肾功能不全、尿毒症、维生素 D 过多症、骨髓瘤及骨折愈合期等。

2.降低

见于甲状旁腺功能亢进、代谢性酸中毒、维生素 D 缺乏症、佝偻病、肾衰竭、长期腹泻及吸收不良等。

## 六、血清镁测定

### (一)适应证

(1)用于镁代谢紊乱的诊断、鉴别诊断和监测。

(2)可辅助对肾脏、内分泌等疾病的诊断和病情监测。

### (二)参考区间

(1)甲基麝香草酚蓝比色法:成年人的参考区间为 0.67～1.04 mmol/L。

(2)Calmagite 染料比色法:成年人的参考区间为 0.7～1.10 mmol/L。

### (三)临床意义

镁是体内含量最多的阳离子之一。成人体内含镁 0.823～1.234 mol,其中 50% 存在于骨骼,45% 在细胞内液,细胞外液占 5%。肝、肾和肌肉含镁较多,在细胞内液镁的含量仅次于钾而居第二位,其浓度约为细胞外液的 10 倍。在细胞外液,镁的含量仅次于钠、钾、钙而居第四位。在许多生理过程中镁都参与反应并占重要地位,是多种酶的激活剂。

1.增高

见于以下疾病。

(1)肾脏疾病:如慢性肾炎少尿期、尿毒症、急性或慢性肾衰竭等。

(2)内分泌疾病:如甲状腺功能减退、甲状旁腺功能减退、艾迪生病、未治疗的糖尿病昏迷等。

(3)其他疾病:如多发性骨髓瘤、严重脱水症、关节炎、急性病毒性肝炎、阿米巴肝脓肿、草酸中毒等。

（4）镁制剂中毒。

2.降低

见于以下疾病。

（1）消化道丢失：如慢性腹泻、吸收不良综合征、肠道或胆道瘘管等。

（2）内分泌疾病：甲状腺功能亢进、甲状旁腺功能亢进、原发性醛固酮增多症以及长期使用皮质激素治疗后。

（3）用利尿剂治疗而未及时补充镁。

（4）其他疾病：如急性胰腺炎、晚期肝硬化、急性心肌梗死、急性乙醇中毒等。

## 七、血阴离子间隙计算

### （一）适应证

用于酸碱平衡紊乱的诊断、鉴别诊断和监测。

### （二）参考区间

公式法：8～16 mmol/L。

### （三）临床意义

阴离子间隙（anion gap，AG）是指未测定阴离子与未测定阳离子的差值。临床上常用可测定阳离子与可测定阴离子的差值表示。AG 是 20 世纪 70 年代末应用于临床判断酸碱平衡失调的重要指标，对许多复杂的酸碱平衡紊乱及临床上许多潜在的致命性疾病具有极为重要的诊断价值。

1.增高

见于代谢性酸中毒，如乳酸、酮体等增多或肾衰竭所致酸中毒等。

2.降低

见于低蛋白血症、代谢性碱中毒、多发性骨髓瘤、高镁血症、高钙血症、锂中毒等。

## 八、血浆（清）碳酸氢根及总二氧化碳测定

### （一）适应证

用于酸、碱代谢平衡的判断和监测。

### （二）参考区间

酶法。成年人：23～29 mmol/L。电极法：成年人：22～29 mmol/L。

### （三）临床意义

1.增高

见于以下疾病。

(1)代谢性碱中毒:如幽门梗阻、库欣综合征、服用碱性药物过多等。

(2)呼吸性酸中毒:如呼吸中枢抑制、呼吸肌麻痹、肺气肿、支气管扩张、气胸等。

2.降低

见于以下疾病。

(1)代谢性酸中毒:如严重腹泻、肾衰竭、糖尿病、服用酸性药物过多等。

(2)慢性呼吸性碱中毒:由于长时间呼吸增速,肺泡中 $pCO_2$ 降低,肾小管代偿性 $HCO_3^-$ 排出增多等。

## 九、血清铜测定

### (一)适应证

用于 Wilson 病、Menkes 综合征、骨疾病、肝胆系统疾病的辅助诊断。

### (二)参考区间

成年男性:$10.99\sim21.98\ \mu mol/L$。成年女性:$12.56\sim23.55\ \mu mol/L$。

### (三)临床意义

铜作为人体的微量元素之一,对人体营养起着重要作用,且是许多金属酶的组成成分。它是血浆铜蓝蛋白的重要组成成分,并参与合成黑色素以及胶原物质。

1.增高

见于口服避孕药、雌激素治疗、霍奇金病、白血病及其他肿瘤(特别是支气管肿瘤)、巨幼细胞性贫血、再生障碍性贫血、色素沉着病、风湿热、重型及轻型珠蛋白生成障碍性贫血、创伤及胶原性疾病。

2.降低

见于 Wilson 病(肝豆状核变性,威尔逊病)、Menkes 病或丝卷综合征、烧伤患者、某些缺铁性贫血、蛋白质营养不良以及慢性局部缺血性心脏病等。

## 十、血清锌测定

### (一)适应证

用于人群营养素监测、辅助有关疾病诊断的指标。

### (二)参考区间

成人:$9.0\sim20.7\ \mu mol/L$

**(三)临床意义**

锌是人体重要的营养素,青少年、婴儿、孕妇、癌症及烧伤患者是缺锌的高发人群。儿童缺锌可出现嗜睡、生长迟缓、食欲低下、男性性腺发育不全和皮肤改变。

**1.降低**

见于急性组织烧伤、酒精中毒性肝化、肺癌、心肌梗死、慢性感染、营养不良、恶性贫血、胃肠吸收障碍、妊娠、肾病综合征及部分慢性肾衰竭患者。

**2.增高**

见于甲状腺功能亢进、垂体及肾上腺皮质功能减退、真性红细胞增多症、嗜酸性粒细胞增多症、高血压患者,也可见于工业污染引起的急性锌中毒。

## 十一、全血铅测定

**(一)适应证**

用于反映铅对人体健康危害的指标。

**(二)参考区间**

成人:$<0.97\ \mu mol/L(<200\ \mu g/L)$。儿童:$<0.48\ \mu mol/L(<100\ \mu g/L)$。

**(三)临床意义**

铅是对人体有神经毒性作用的重金属元素,广泛存在于人的生活环境和食物链中,铅可以铅烟、铅尘和各种氧化物形式被人体经呼吸道和消化道摄入体内,引起以神经、消化、造血系统障碍为主的全身性疾病。在同一环境中,婴幼儿由于生理因素决定,其受危害的程度相对大于成人。

铅进入人体后,以各种络合物形式经血液输送至各组织器官,主要储存于软组织和骨骼中。血液中95%的铅在红细胞中,其浓度与机体铅吸收、排出、分布处于平衡状态。当生活环境不变,铅暴露基本稳定的情况下,血铅不仅反映了近期的铅接触水平,也一定程度上反映体内的铅负荷和铅的健康危害。

**1.国家标准中对血铅的规定指标**

(1)职业性慢性铅中毒诊断标准(GB 237-2002)。观察对象:血铅$\geqslant 1.9\ \mu mol/L$(0.4 mg/L)或 400 $\mu g/L$)。轻度中毒:血铅$\geqslant 2.9\ \mu mol/L$(0.6 mg/L 或 600 $\mu g/L$)。

(2)职业接触铅及其化合物的生物限值(WS/T 112-1999):血铅生物限值:2.0 $\mu mol/L$(400 $\mu g/L$)。

**2.儿童血铅的相关规定**

《儿童高铅血症和铅中毒分级和处理原则(试行)》"诊断与分级"规定如下。

儿童高铅血症和铅中毒要依据儿童静脉血铅水平进行诊断。

高铅血症:连续两次静脉血铅水平为 $100\sim199\ \mu g/L$。

铅中毒:连续两次静脉血铅水平等于或高于 $200\ \mu g/L$;并依据血铅水平分为轻、中、重度铅中毒。轻度铅中毒:血铅水平为 $200\sim249\ \mu g/L$。中度铅中毒:血铅水平为 $250\sim449\ \mu g/L$。重度铅中毒:血铅水平等于或高于 $450\ \mu g/L$。

儿童铅中毒可伴有某些非特异性的临床症状,如腹部隐痛、便秘、贫血、多动、易冲动等;血铅等于或高于 $700\ \mu g/L$ 时,可伴有昏迷、惊厥等铅中毒脑病表现。

# 第四节　血清铁及其代谢物质检验

## 一、血清铁测定

### (一)适应证

用于缺铁性贫血及铁粒幼细胞性贫血的诊断、鉴别诊断和监测。

### (二)参考区间

亚铁嗪显色法:成年男性:$11\sim30\ \mu mol/L$。成年女性:$9\sim27\ \mu mol/L$。儿童:$9\sim22\ \mu mol/L$。

### (三)临床意义

铁是人体的必需元素,具有生理活性的铁除以血浆的转铁蛋白形式存在外,主要以血红蛋白的形式存在,因此,缺铁会引起贫血。测定血清铁可诊断缺铁性贫血。

1.增高

见于以下情况。

(1)利用障碍:如铁粒幼细胞性贫血、再生障碍性贫血、铅中毒等。

(2)释放增多:如溶血性贫血、急性肝炎、慢性活动性肝炎等。

(3)铁蛋白增多:如白血病、含铁血黄素沉着症、反复输血等。

(4)铁摄入过多:如铁剂治疗过量时。

2.降低

见于以下情况。

(1)铁缺乏:如缺铁性贫血等。

(2)慢性失血:如月经过多、消化性溃疡、恶性肿瘤、慢性炎症等。

(3)摄入不足:如长期缺铁饮食、生长发育期的婴幼儿、青少年,生育期、妊娠期及哺乳期的妇女等。

## 二、血清总铁结合力测定

### (一)适应证

用于贫血的诊断、鉴别诊断和监测。

### (二)参考区间

男性:50～77 $\mu$mol/L。女性:54～77 $\mu$mol/L。

### (三)临床意义

正常情况下,血清铁仅能与 1/3 的转铁蛋白结合,2/3 的转铁蛋白未能与铁结合,未与铁结合的转铁蛋白称为未饱和铁结合力。每升血清中的转铁蛋白所能结合的最大铁量称为总铁结合力(TIBC),即为血清铁与未饱和铁结合力之和。

1.增高

见于缺铁性贫血、红细胞增多症、妊娠后期、急性肝炎、亚急性肝坏死等。

2.降低

见于肝硬化、慢性肝损伤、肝脏疾病、肾病综合征、慢性炎症、消化性溃疡等。

## 三、血清转铁蛋白饱和度测定

### (一)适应证

用于贫血的诊断、鉴别诊断和监测。

### (二)参考区间

参考区间:33%～55%。

### (三)临床意义

血清转铁蛋白饱和度(transferrin saturation,Tfs)简称铁饱和度,可以反映达到饱和铁结合力的 Tf 所结合的铁量,以血清铁占总铁结合力(TIBC)的百分率表示。

1.增高

见于再生障碍性贫血、铁粒幼细胞性贫血,当 Tfs>70%时,可作为诊断血色病的可靠指标。

**2.降低**

见于缺铁或缺铁性贫血,也可见于慢性感染性贫血。

## 四、血清转铁蛋白测定

### (一)适应证

用于贫血的诊断、鉴别诊断和监测。

### (二)参考区间

参考区间:28.6~51.9 $\mu mol/L$。

### (三)临床意义

转铁蛋白(transferrin,Tf)是血浆中一种能与 $Fe^{3+}$ 结合的球蛋白,主要起转运铁的作用。Tf 主要在肝脏中合成,所以 Tf 也可作为判断肝脏合成功能的指标。

**1.增高**

见于妊娠期、应用口服避孕药、慢性失血及铁缺乏,特别是缺铁性贫血。

**2.降低**

见于铁粒幼细胞性贫血、再生障碍性贫血、营养不良、重度烧伤、肾衰竭,还可见于遗传性转铁蛋白缺乏症、急性肝炎、慢性肝损伤及肝硬化等。

## 五、血清铁蛋白测定

### (一)适应证

用于贫血的诊断、鉴别诊断和监测。

### (二)参考区间

男性:15~200 $\mu g/L$。女性:12~150 $\mu g/L$。

### (三)临床意义

铁蛋白(serum ferritin,SF)是铁的贮存形式,其含量变化可作为判断是否缺铁或铁负荷过量的指标。

**1.增高**

见于以下疾病。

(1)肝脏疾病:如肝坏死、慢性肝病、肝硬化、肝肿瘤等。

(2)铁负荷过多:如原发性血色病、反复输血、不恰当铁剂治疗等。

（3）贫血：铁粒幼细胞性贫血、再生障碍性贫血、巨幼细胞性贫血、溶血性贫血等。

（4）癌症：如肝癌、胰癌、肺癌等。

（5）其他：炎症或感染、甲状腺功能亢进等。

2.降低

见于缺铁性贫血、大量失血、长期腹泻、营养不良等。

## 六、红细胞内原卟啉测定

### （一）适应证

用于贫血的诊断、鉴别诊断和监测。

### （二）参考区间

男性：0.56～1.00 $\mu$mol/L。女性：0.68～1.32 $\mu$mol/L。

### （三）临床意义

原卟啉增高可见于缺铁性贫血、铁粒幼细胞性贫血、阵发性睡眠性血红蛋白尿（PNH）以及铅中毒等。

降低：常见于巨幼细胞性贫血、恶性贫血和血红蛋白病等。

# 第五节　血清脂质与脂蛋白检验

## 一、血清总胆固醇测定

### （一）适应证

（1）用于高胆固醇血症的诊断、鉴别诊断和监测。

（2）作为高血压、动脉粥样硬化和冠状动脉粥样硬化性心脏病发病预测及治疗观察等的参考指标。

### （二）参考区间

胆固醇氧化酶-过氧化物酶法：2.85～5.17 mmol/L。

### （三）临床意义

总胆固醇（total cholesterol，TC）包括游离胆固醇和胆固醇酯两部分，其水平与年龄、性别以及生活习惯有关,且随年龄增长而上升。血中 TC 的浓度可反映体内 TC 代谢情况,TC 升高是动脉粥样硬化和冠状动脉粥样硬化性心脏病的一个明确的危险因素,与冠状动脉粥样硬化性心脏病的发病率呈正相关。

**1.增高**

见于以下疾病。

(1)年龄与性别因素:TC 水平往往随年龄上升,但到 70 岁或 80 岁后有所下降,中青年女性低于男性,50 岁后女性高于男性。

(2)长期的高胆固醇、高饱和脂肪酸和高热量饮食。

(3)其他:如遗传因素、缺少运动、脑力劳动、精神紧张等。

(4)高 TC 血症:有原发和继发两类,原发性如家族性高胆固醇血症、家族性 ApoB 缺陷症、多源性高 TC、混合型高脂蛋白血症等,继发性见于肾病综合征、甲状腺功能减退、糖尿病、妊娠等。

**2.降低**

见于以下疾病。

(1)原发性低 TC 血症:如家族性无 β 或低 β 脂蛋白血症。

(2)继发性低 TC 血症:如甲状腺功能亢进、营养不良、慢性消耗性疾病等。

## 二、血清三酰甘油测定

### (一)适应证

(1)用于高脂血症的诊断、鉴别诊断和监测。

(2)作为高血压、动脉粥样硬化和冠状动脉粥样硬化性心脏病发病预测及治疗观察等的参考指标。

### (二)参考区间

磷酸甘油氧化酶-过氧化物酶法:0.45～1.69 mmol/L。

### (三)临床意义

三酰甘油(triglyceride,TG)临床上习惯上称为甘油三酯,是血脂的主要成分,其水平与种族、年龄、性别以及生活习惯有关。血中 TG 的浓度可反映体内 TG 代谢情况,富含 TG 的脂蛋白是冠状动脉粥样硬化性心脏病的独立危险因子,TG 增高表明患者存在代谢综合征,需进行治疗。

1.增高

见于以下疾病。

(1)原发性高 TG 血症:多有遗传因素,包括家族性高 TG 与家族性型高脂(蛋白)血症等。

(2)继发性高 TG 血症:见于糖尿病、糖原累积病、甲状腺功能减退、肾病综合征、妊娠、口服避孕药、酗酒等。

2.降低

见于以下疾病。

(1)甲状腺功能亢进。

(2)肾上腺皮质功能减退。

(3)肝功能严重损伤。

### 三、血清脂蛋白电泳

**(一)适应证**

(1)用于高脂蛋白血症的诊断和鉴别诊断。

(2)用于高脂蛋白血症分型。

**(二)参考区间**

血清脂蛋白电泳。α-脂蛋白:0.30~0.40。前 β-脂蛋白:0.13~0.25。β- 脂蛋白:0.50~0.60。乳糜微粒:阴性。

**(三)临床意义**

脂蛋白(lipoprotein,Lp)电泳分析利用电泳原理直接测定血清脂蛋白的组成和相对含量,对高脂蛋白血症的分型具有十分重要的意义。不同类型的高脂蛋白血症血清脂蛋白的组成和相对含量不同,故有不同的血清脂蛋白电泳谱,结果见表 5-1。

### 四、血清高密度脂蛋白胆固醇测定

**(一)适应证**

(1)用于高脂蛋白血症的诊断和鉴别诊断。

(2)为动脉粥样硬化和冠状动脉粥样硬化性心脏病发病预测的参考指标。

**(二)参考区间**

均相测定法:>1.04 mmol/L。

表 5-1　脂蛋白电泳结果与疾病的关系

| 疾病种类 | A-脂蛋白 | 前 β-脂蛋白 | B-脂蛋白 | 乳糜微粒 |
|---|---|---|---|---|
| 高脂血症Ⅰ | 正常 | 增高 | 正常 | 阳性 |
| 高脂血症Ⅱ | 正常 | 正常 | 增高 | 阳性 |
| 高脂血症Ⅱb | 正常 | 增高 | 正常 | 正常 |
| 高脂血症Ⅳ | 正常 | 增高 | 正常 | 正常 |
| 高脂血症Ⅴ | 正常 | 增高 | 正常 | 正常 |
| 早期急性肝炎 | 正常 | 降低 | 正常 | 正常 |
| 门脉肝硬化 | 正常 | 降低 | 正常 | 正常 |
| 肝炎 | 降低 | 正常 | 正常 | 正常 |
| 动脉粥样硬化 | 降低 | 正常 | 正常 | 正常 |

**（三）临床意义**

高密度脂蛋白（high density lipoprotein，HDL）主要在肝脏和小肠产生，运输肝外胆固醇入肝代谢，是公认的一种抗动脉粥样硬化脂蛋白，是冠状动脉粥样硬化性心脏病的保护因素。冠状动脉粥样硬化性心脏病的发病率与血清 HDL-C 水平呈负相关，HDL-C 升高能降低发生冠状动脉粥样硬化性心脏病的危险，血清 HDL-C 水平降低，发生动脉粥样硬化的危险性高。在评估心血管的危险因素中，HDL-C 降低比胆固醇和 TG 升高更有意义。

1.降低

见于动脉粥样硬化、冠状动脉粥样硬化性心脏病、糖尿病、肝炎、高三酰甘油血症、肥胖症、吸烟者等。

2.增高

与心血管疾病的发病率和病变程度呈负相关。

**五、血清低密度脂蛋白胆固醇测定**

**（一）适应证**

（1）用于高脂蛋白血症的诊断和鉴别诊断。

（2）为动脉粥样硬化和冠状动脉粥样硬化性心脏病发病预测的参考指标。

**（二）参考区间**

均相测定法：＜3.12 mmol/L。

**（三）临床意义**

低密度脂蛋白（low density lipoprotein，LDL）在血液由极低密度脂蛋白

（very low density lipoprotein，VLDL）转化而来，运输肝内胆固醇至肝外代谢，是公认的一种致动脉粥样硬化脂蛋白，其血中水平越高，发生动脉粥样硬化的危险性越大。LDL-C 水平与冠状动脉粥样硬化性心脏病等发病率呈正相关。LDL-C 水平增高与 TC 增高的意义相同，是判断高脂血症、预防动脉粥样硬化的重要指标，但 LDL-C 水平更能说明胆固醇的代谢状况。故临床推荐测定 LDL-C 水平是高脂血脂预防和治疗的必查指标之一。

增高：见于以下疾病。

（1）动脉粥样硬化、冠状动脉粥样硬化性心脏病、脑血管疾病等，最多见于Ⅱ型高脂血症，尤以Ⅱa 亚型多见。

（2）血清 LDL-C 水平随年龄增加而升高。

（3）高脂、高热量饮食、运动少和精神紧张等。

### 六、血清小而密低密度脂蛋白胆固醇测定

#### （一）适应证

（1）用于判断是否存在患 AS 的危险性，也是血脂异常防治的首要靶标。

（2）评价冠状动脉粥样硬化性心脏病的危险性。

#### （二）参考区间

20～44 岁男性：95～538 mg/L。20～54 岁女性：94～428 mg/L。45 岁以上男性及 55 岁以上女性：102～526 mg/L。

#### （三）临床意义

LDL-C 分为两种亚型，颗粒较大、密度接近 1.02 g/mL 为 A 型；颗粒较小、密度接近 1.06 g/mL 为 B 型，即小而密低密度脂蛋白胆固醇（sdLDL-C）。

1.升高

见于遗传性高脂蛋白血症、甲状腺功能低下、肾病综合征、梗阻性黄疸、慢性肾衰竭、库欣综合征等。

2.降低

见于无 D-脂蛋白血症、甲状腺功能亢进、消化吸收不良、肝硬化、恶性肿瘤等。

### 七、血清脂蛋白（a）测定

#### （一）适应证

用于动脉粥样硬化的诊断、鉴别诊断和监测。

（二）参考区间

免疫透射比浊法：＜300 mg/L。

（三）临床意义

脂蛋白（a）[lipoprotein(a)，Lp(a)]是肝脏合成的一类独立脂蛋白。其水平主要决定于遗传，个体间 LP(a)水平可相差 100 倍，但同一个体血浆 LP(a)水平的变化则相对较小，环境、饮食、药物对它的影响不明显。血浆 LP(a)水平与HDL-C、ApoB 及 ApoA 有相同的冠状动脉粥样硬化性心脏病预测价值。

增高：见于以下疾病。

（1）LP(a)增高是冠状动脉粥样硬化性心脏病的独立危险因子，心脑血管动脉粥样硬化发病率明显增加。在 LP(a)升高的人群中，严重冠状动脉粥样硬化性心脏病发病率增加千倍。

（2）LP(a)可非竞争性地抑制组织纤溶酶原激活与纤溶酶原的结合，从而抑制后者活化，有利于血栓形成。

## 八、血清载脂蛋白 AI 测定

（一）适应证

为动脉粥样硬化和冠状动脉粥样硬化性心脏病发病评估等的参考指标。

（二）参考区间

免疫透射比浊法：1.40～1.50 g/L。

（三）临床意义

载脂蛋白 AI（apolipoproteinAI，ApoAI）是 HDL 的主要结构蛋白，约占HDL 总量的 64％，ApoAI 可以间接反映 HDL 的含量。ApoAI 水平与高脂血症、冠状动脉粥样硬化性心脏病呈负相关。

降低：见于动脉粥样硬化、糖尿病、高脂血症、脑血管病、肾病、肥胖症、吸烟者等。

## 九、血清载脂蛋白 B 测定

（一）适应证

为动脉粥样硬化和冠状动脉粥样硬化性心脏病发病评估的参考指标。

（二）参考区间

免疫透射比浊法：0.80～1.10 g/L。

### (三)临床意义

载脂蛋白 B(apolipoproteinB,ApoB)是 LDL 的主要结构蛋白,占 LDL 蛋白总量的 95%,ApoB 可以间接反映 LDL 的含量。ApoB 水平与高脂血症、冠状动脉粥样硬化性心脏病呈正相关。

1.增高

见于以下疾病。

(1)糖尿病、肾病、高脂血症、糖尿病、动脉粥样硬化、心肌梗死、肥胖症、吸烟者等。

(2)高脂、高热量饮食、运动少和精神紧张等。

2.降低

见于心肌局部缺血和肝功不全。

## 十、血清载脂蛋白 A/B 比值

### (一)适应证

为动脉粥样硬化和冠状动脉粥样硬化性心脏病发病评估的参考指标。

### (二)参考区间

ApoAI/ApoB100:1.0~2.0。

### (三)临床意义

临床上常将 ApoAI/ApoB<1 作为冠状动脉粥样硬化性心脏病的危险指标,较 TC、TG、HDL-C 和 LDL-C 更重要。

## 十一、血清载脂蛋白 E 测定

### (一)适应证

用于高脂血症、冠状动脉粥样硬化性心脏病、动脉粥样硬化等心血管疾病的辅助诊断。

### (二)参考区间

30~50mg/L。

### (三)临床意义

载脂蛋白 E(ApoE)是一种多态性蛋白,由 299 个氨基酸组成,分子量为 34 kDa,主要在肝脏和脑组织中合成。ApoE 存在于多种脂蛋白颗粒中,是正常人血浆脂蛋白中的重要组成成分,作为乳糜微粒(CM)、极低密度脂蛋白

（VLDL）、高密度脂蛋白（HDL）的重要组分,有利于这些脂蛋白（LP）的结构稳定;ApoE 在参与脂质的运转、存储、利用及排泄中发挥重要作用,与机体胆固醇代谢密切相关,是高脂血症、动脉粥样硬化等发生、发展的一个重要指标。ApoE的浓度与血清三酰甘油含量呈正相关。

### 十二、血清游离脂肪酸测定

**（一）适应证**

（1）用于了解机体脂肪代谢的状况。

（2）监测临床上某些药物的应用。

**（二）参考区间**

酶法。成年人:0.1～0.6 mmol/L。婴幼儿:0.3～0.8 mmol/L。

**（三）临床意义**

脂肪酸是脂肪水解的产物,测定血清游离脂肪酸（free fatty acid,FFA）可以了解脂肪代谢的情况,升高代表脂肪分解增加。

1.增高

（1）生理性升高:见于饥饿、运动、情绪激动时。

（2）病理性升高:见于甲状腺功能亢进、未经治疗的糖尿病患者（可高达1.5 mmol/L）、注射肾上腺素或去甲肾上腺素及生长激素后、任何能使体内激素（甲状腺素、肾上腺素、去甲肾上腺素、生长激素）水平升高的疾病、应用某些药物（如咖啡因、磺胺丁脲、乙醇、肝素、烟酸、避孕药）等。

2.降低

应用胰岛素或葡萄糖后的短时间内、某些药物（如阿司匹林、氯贝丁酯、尼克酸和普萘洛尔等）。

### 十三、血清脂蛋白相关磷脂酶 A2 测定

**（一）适应证**

（1）用于评估心肌梗死和缺血性卒中的危险性指标。

（2）用于心血管疾病危险因素的判断和监测。

**（二）参考区间**

参考区间:<659 IU/L。

**（三）临床意义**

脂蛋白相关磷脂酶 A2（Lp-PLA2）是水解磷脂酶家族中的一员,分子量为

45.4 kDa,由成熟的巨噬细胞和淋巴细胞合成和分泌,2/3 的 Lp-PLA2 与低密度脂蛋白(LDL)结合,能水解低密度脂蛋白上的氧化卵磷脂,生成促炎物质,形成动脉粥样硬化斑块。当动脉粥样硬化斑块的炎症发展到严重程度,将要或者已经出现斑块破裂时,Lp-PLA2 将会被大量释放入血液,致使其血液内的水平大幅增高。因此,Lp-PLA2 的检测能直接准确动态地反映血管内膜的炎症程度,也就是动脉粥样硬化的严重程度。

Lp-PLA2 增高将使心脑血管栓塞性疾病危险增加,增加临床心血管疾病患者心血管事件再发及死亡的危险性。

# 第六节　血清心肌酶和心肌蛋白检验

## 一、血清肌酸激酶测定

### (一)适应证

用于心肌梗死等心脏疾病的诊断、鉴别诊断和监测。

### (二)参考区间

连续监测法。男性 37~174 U/L;女性 26~140 U/L。

### (三)临床意义

肌酸激酶(creatine kinase,CK)又称磷酸肌酸激酶(CPK),主要存在于骨骼肌、脑和心肌中。肌酸激酶对诊断急性心肌梗死有较高价值。

1.增高

见于以下疾病。

(1)急性心肌梗死(AMI):AMI 时 CK 水平在发病 3~8 小时即明显增高,其峰值在 10~36 小时,3~4 日恢复正常。如果在 AMI 病程中 CK 再次升高,提示心肌再次梗死。发病 8 小时内 CK 不增高,不可轻易排除 AMI,应继续动态观察;发病 24 小时的 CK 检测价值最大,此时的 CK 应达峰值,如果 CK 小于参考区间的上限,可排除 AMI。但应除外 CK 基础值极低的患者和心肌梗死范围小及心内膜下心肌梗死等,此时即使心肌梗死,CK 也可正常。也可见于心肌炎和肌肉疾病,如心肌炎时 CK 明显升高,各种肌肉疾病,如多发性肌炎、横纹肌溶解症、进行性肌营养不良、重症肌无力时 CK 明显增高。此外,肌酸激酶水平有助于判断溶栓后的再灌注情况,如果发病后 4 小时内 CK 即达峰值,提示冠状动脉的再通能力为 $40\%\sim60\%$。

(2)其他:进行性肌萎缩、脑血管意外、脑膜炎、甲状腺功能减退、剧烈运动后等。

2.降低

见于长期卧床、甲状腺功能亢进、激素治疗等。

## 二、血清肌酸激酶同工酶测定

### (一)适应证

用于心肌梗死等心脏疾病的诊断、鉴别诊断和监测。

### (二)参考区间

(1)琼脂糖电泳法。CK-MM:$94\%\sim96\%$。CK-MB:$<5\%$。CK-BB:极少或无。

(2)免疫抑制法。CK-MB:$<10U/L$。CK-MB/总:$<5\%$。

### (三)临床意义

CK 是由 2 个亚单位组成的二聚体,有 3 个不同的亚型:①CK-MM(CK$_3$):主要存在于骨骼肌和心肌中,CK-MM 可分为 MM$_1$、MM$_2$、MM$_3$亚型。MM$_3$是 CK-MM 在肌细胞中的主要存在形式。②CK-MB(CK$_2$):主要存在于心肌中。③CKBB(CK$_1$):主要存在于脑、前列腺、肺、肠等组织中。检测 CK 的不同亚型对鉴别 CK 增高的原因有重要价值。

1.CK-MB 增高

(1)AMI:CK-MB 对 AMI 早期诊断的灵敏度明显高于总 CK,其阳性检出率达 $100\%$,且具有高度的特异性,其灵敏度为 $17\%\sim62\%$,特异性为 $92\%\sim100\%$。CK-MB 一般在发病后 $3\sim8$ 小时增高,$9\sim30$ 小时达高峰,$48\sim72$ 小时恢复正常水平。与 CK 比较,其高峰出现早,消失较快,对诊断发病较长时间的 AMI 有困难,但对心肌再梗死的诊断有重要价值。另外,CK-MB 高峰时间与预后有一定关系,CK-MB 高峰出现早者较出现晚者预后好。

(2)其他心肌损伤:心绞痛、心包炎、慢性心房颤动、安装起搏器等,CK-MB 也可增高。

(3)肌肉疾病及手术:骨骼肌疾病时 CK-MB 也增高,但 CK-MB/CK 常小于 $6\%$,以此可与心肌损伤鉴别。

**2.CK-MM 增高**

(1)AMI:CK-MM 亚型对诊断早期 AMI 较为灵敏。CK-MM$_3$/CK-MM$_1$一般为 0.15～0.35,其比值＞0.5,即可诊断为 AMI。

(2)其他:骨骼肌疾病、重症肌无力、肌萎缩、进行性肌营养不良、多发性肌炎等 CK-MM 均明显增高。手术、创伤、惊厥和癫痫发作等也可使 CK-MM 增高。

**3.CK-BB 增高**

(1)神经系统疾病:脑梗死、急性颅脑损伤、脑出血、脑膜炎时,血清 CK-BB 增高,CK-BB 增高程度与损伤严重程度、范围和预后成正比。

(2)肿瘤:恶性肿瘤患者血清 CK-BB 检出率为 25％～41％,CK-BB 由脑组织合成,若无脑组织损伤,应考虑为肿瘤,如肺、肠、胆囊、前列腺等部位的肿瘤。

### 三、血清乳酸脱氢酶测定

**(一)适应证**

(1)用于心脏疾病的辅助诊断。

(2)用于肝脏等疾病的监测。

**(二)参考区间**

速率法:95～200 U/L。

**(三)临床意义**

乳酸脱氢酶(LDH)是一种糖酵解酶,广泛存在于机体的各种组织中,其中以心肌、骨骼肌和肾脏含量最丰富,其次为肝脏、脾脏、胰腺、肺脏和肿瘤组织,红细胞中 LDH 含量也极为丰富。

增高:见于心脏梗死,LDH 活性增高在 24～72 小时达到峰值,可持续 6～10 日。也可见于急性病毒性肝炎、肝硬化、阻塞性黄疸等肝脏疾病,此外,贫血、肺梗死、骨骼肌损伤、进行性肌营养不良及恶性肿瘤时 LDH 也可升高。

### 四、血清乳酸脱氢酶同工酶测定

**(一)适应证**

(1)用于肝胆管疾病的诊断、鉴别诊断和监测。

(2)用于慢性乙醇中毒(长期酗酒)的监测。

**(二)参考区间**

LDH$_1$:(32.7±4.60)％。 LDH$_2$:(45.10± 3.53)％。 LDH$_3$:(18.50±

2.96)%；$LDH_4$：(2.90±0.89)%。$LDH_5$：(0.85±0.55)%。

### (三)临床意义

LDH 是由 H 亚基(心型)和 M 亚基(肌型)组成的四聚体,根据亚基组合不同形成 5 种同工酶：$LDH_1$($H_4$)、$LDH_2$($H_3M$)、$LDH_3$($H_2M_2$)、$LDH_4$($HM_3$)和 $LDH_5$($M_4$)。其中 $LDH_1$、$LDH_2$ 主要来自心肌,$LDH_3$ 主要来自肺、脾组织,$LDH_4$、$LDH_5$ 主要来自肝脏,其次为骨骼肌。由于 LDH 同工酶的组织分布特点,其检测具有病变组织定位作用。

#### 1.AMI

AMI 发病后 12～24 小时有 50% 的患者、发病后 48 小时有 80% 的患者 $LDH_1$、$LDH_2$ 明显增高,且 $LDH_1$ 增高更明显,$LDH_1/LDH_2>1.0$。当 AMI 患者 $LDH_1/LDH_2$ 增高,且伴有 $LDH_5$ 增高,其预后较仅有 $LDH_1/LDH_2$ 增高为差,且 $LDH_5$ 增高提示心力衰竭伴有肝脏淤血或肝衰竭。

#### 2.肝脏疾病

肝脏实质性损伤,如病毒性肝炎、肝硬化、原发性肝癌时,$LDH_5$ 升高,且 $LDH_5>LDH_4$,而胆管梗阻但未累及肝细胞时,$LDH_4>LDH_5$。恶性肿瘤肝转移时 $LDH_4$、$LDH_5$ 均增高。

#### 3.肿瘤

由于恶性肿瘤细胞坏死引起 LDH 增高,且肿瘤生长速度与 LDH 增高程度有一定关系。大多数恶性肿瘤患者以 $LDH_5$、$LDH_4$、$LDH_3$ 增高为主,且其阳性率 $LDH_5>LDH_4>LDH_3$。生殖细胞恶性肿瘤和肾脏肿瘤则以 $LDH_1$、$LDH_2$ 增高为主。白血病患者以 $LDH_3$、$LDH_4$ 增高为主。

#### 4.其他

骨骼肌疾病血清 $LDH_5>LDH_4$；肌萎缩早期 $LDH_5$ 升高,晚期 $LDH_1$、$LDH_2$ 也可增高；肺部疾病 $LDH_3$ 可增高；恶性贫血 LDH 极度增高,且 $LDH_1>LDH_2$。

## 五、血清肌钙蛋白测定

### (一)适应证

用于心肌梗死等心脏疾病的诊断、鉴别诊断和监测。

### (二)参考区间

参考区间：$0.02～0.13\mu g/L$。

### (三)临床意义

肌钙蛋白(cardiac troponin,cTn)是肌肉收缩的调节蛋白,由肌钙蛋白 T

（cTnT）、肌钙蛋白 I（cTnI）及肌钙蛋白 C（cTnC）三种亚单位组成。绝大多数 cTnT 以复合物的形式存在于细丝上，而 6%～8% 的 cTnT 以游离的形式存在于心肌细胞胞质中。当心肌细胞损伤时，cTnT 便释放到血清中。由于 cTnT 分子量较小，心肌损伤后游离的 cTnT 从心肌细胞胞质内释放入血，使血清中 cTnT 浓度迅速增高。cTnT 升高时间与 CK-MB 相似，但其释放所持续的时间较长，因而可保持 cTnT 较长时间的高水平状态。

1.诊断 AMI

cTnT 是诊断 AMI 的确定性标志物。AMI 发病后 3～6 小时 cTnT 即升高，10～24 小时达峰值，其峰值可为参考区间上限的 30～40 倍，恢复正常需要 10～15 日。对非 Q 波性、亚急性心肌梗死或 CK-MB 无法诊断的患者更有价值。

2.判断微小心肌损伤

不稳定型心绞痛（unstable angina pectoris，UAP）患者常发生微小心肌损伤（minor myocardial damage，MMD），这种心肌损伤只有检测 cTnT 才能确诊。

3.其他

（1）cTnT 也可作为判断 AMI 后溶栓治疗是否出现冠状动脉再灌注，以及评价围术期和经皮腔内冠状动脉成形术心肌受损程度的较好指标。

（2）钝性心肌外伤、心肌挫伤、甲状腺功能减退患者的心肌损伤、药物损伤、严重脓毒血症所致的左心衰时 cTnT 也可升高。

## 六、血清肌红蛋白测定

### （一）适应证

（1）用于心肌梗死的诊断、鉴别诊断和监测。

（2）用于骨骼肌疾病的辅助诊断。

### （二）参考区间

乳胶增强透射比浊法：<70 μg/L。

### （三）临床意义

正常人血清肌红蛋白含量极少，当心肌或骨骼肌损伤时，血液中的肌红蛋白水平升高，对诊断急性心肌梗死和骨骼肌损害有一定价值。肌红蛋白增高可见于急性心肌梗死，肌红蛋白可作为早期诊断急性心肌梗死的指标，明显优于 CK-MB 和 LDH。此外，肌红蛋白含量增高还可见于骨骼肌损伤、急性或慢性肾衰竭等。

增高：见于急性心肌梗死早期、急性肌损伤、肌营养不良、肌萎缩、多发性肌炎、急性或慢性肾衰竭、严重充血性心力衰竭和长期休克等。在心肌梗死后1.5 小时即可增高，但 1～2 日内即恢复正常。

**1.血中增高**

见于甲状腺功能减退、高醛固酮血症、肾功能不全、恶性高热以及剧烈运动后等。

**2.尿中增高**

见于卟啉病、血红蛋白尿症、血尿等。

**3.血、尿中肌红蛋白均增高**

见于急性心肌梗死、心绞痛、心源性休克、心肌病、肌疾病（进行性肌营养不良、多发性肌炎、重症肌无力）等。

### 七、血清脑钠肽测定

**（一）适应证**

用于诊断多种疾病引起的左室功能障碍（LVD）、充血性心力衰竭等疾病。

**（二）参考区间**

电化学发光法（ECLA）：4～11 ng/mL。

**（三）临床意义**

脑钠肽（brain natriuretic peptide，BNP）又称 B 型利钠肽、脑利钠肽，主要来源于心室。BNP 可以促进排钠、排尿，具较强的舒张血管作用，对抗肾素-血管紧张素-醛固酮系统（RAAS）的缩血管作用，是人体抵御容量负荷过重及高血压的一个主要内分泌系统。

增高：见于心功能不全、心力衰竭，也可用于心力衰竭的预后评价。

### 八、血清同型半胱氨酸测定

**（一）适应证**

用于心血管疾病及脑卒中的诊断、鉴别诊断和监测。

**（二）参考区间**

酶比色法，成年人（≤60 岁）：<15 μmol/L。

**（三）临床意义**

同型半胱氨酸（homocysteine，Hcy）为一种含硫氨基酸，是蛋氨酸代谢过程中的重要中间产物。血浆中存在氧化型和还原型 Hcy 两种形式，氧化型含二硫基,包括同型胱氨酸和胱氨酸;还原型含硫基,包括同型半胱氨酸及半胱氨酸。正常机体存在少量同型半胱氨酸,还原型仅占 2%。Hcy 可以直接或间接导致血管内皮细胞损伤,促进血管平滑肌细胞增殖,影响低密度脂蛋白的氧化,增强血小板功能,促进血栓形成。血液内 Hcy 的高水平是心血管疾病及脑卒中的危险因素。

Hcy 增高见于以下疾病。

**1.缺血性心脏病和脑卒中**

可以更准确地预测患心脏病或脑卒中的危险,可以比基因更好地预测患老年痴呆的危险。

**2.肾衰竭**

进行血液透析的肾病患者,其血中同型半胱氨酸水平可达到正常人的 2~4 倍,且发生血管栓塞性症状的概率显著增加。

**3.遗传因素**

基因缺陷或突变导致同型半胱氨酸代谢必需的酶缺乏。

**4.营养状况的影响**

摄入的维生素 $B_6$、维生素 $B_{12}$、叶酸不足,造成体内维生素、叶酸的缺乏,可引起同型半胱氨酸在体内堆积。

**5.其他**

某些药物(如卡马西平、异烟肼)、疾病(如恶性肿瘤、银屑病、甲状腺功能低下)等,大量地摄入咖啡、乙醇、吸烟等均可导致同型半胱氨酸的增高。

# 第七节　其他血清酶检验

## 一、血清酸性磷酸酶测定

### (一)适应证

(1)用于前列腺疾病的诊断、鉴别诊断和监测。

(2)用于骨骼肌疾病、肝脏疾病的辅助诊断。

### (二)参考区间

磷酸麝香草酚酞比色法:0.9~1.9 U/L。

## （三）临床意义

酸性磷酸酶（acid phosphatase，ACP）是在酸性条件下催化磷酸基转移反应的酶，主要存在于细胞的溶酶体中。血清 ACP 主要来源于前列腺、红细胞和血小板。正常男性血清 1/3～1/2 的 ACP 来自前列腺，女性血清 ACP 主要来自肝脏、红细胞和血小板。

增高：见于前列腺疾病、骨骼疾病、肝脏疾病、某些血液病等。

## 二、血清碱性磷酸酶同工酶测定

### （一）适应证

（1）用于肝胆管疾病的诊断、鉴别诊断和监测。
（2）用于骨骼系统等疾病的辅助诊断。

### （二）参考区间

正常人血清中以 ALP2 为主，占总 ALP 的 90％，出现少量 ALP3；发育中儿童 ALP3 增多，占总 ALP 的 60％ 以上；妊娠晚期 ALP4 增多，占总 ALP 的40％～65％。

### （三）临床意义

碱性磷酸酶同工酶可根据琼脂凝胶电泳分析、热抑制反应（56 ℃，15 分钟）及其抗原性不同区分为 6 种：ALP1 至 ALP6。根据其来源不同，ALP2、ALP3、ALP4、ALP5 分别称为肝型、骨型、胎盘型和小肠型，ALP1 是细胞膜组分和 ALP2 的复合物，ALP6 是 IgG 和 ALP2 复合物。

增高见于以下疾病。

1.肝胆系统疾病

各种肝内、外胆管阻塞性疾病，如胰头癌、胆管结石引起的胆管阻塞、原发性胆汁性肝硬化、肝内胆汁淤积等。

2.黄疸的鉴别诊断

ALP 和血清胆红素、转氨酶同时测定有助于黄疸鉴别诊断。

3.骨骼疾病

如纤维性骨炎、佝偻病、骨软化症、成骨细胞瘤及骨折愈合期。

4.生长中儿童、妊娠中晚期

血清 ALP 生理性增高。

5.其他

（1）在胆汁淤积性黄疸，尤其是癌性梗阻时，100％出现 ALP1，且 ALP1＞ALP2。

（2）急性肝炎时，ALP2 明显增加，ALP1 轻度增加，且 ALP1＜ALP2。

（3）80％以上的肝硬化患者，ALP5 明显增加，可达总 ALP40％以上。但不出现 ALP1。

### 三、血超氧化物歧化酶测定

#### （一）适应证

（1）用于感染、肿瘤等疾病的辅助诊断、鉴别诊断和监测。

（2）用于评价机体新陈代谢状态。

#### （二）参考区间

酶速率法(37 ℃)。血清：242～620 U/L。红细胞：5375～7975 $\mu g/(g \cdot Hb)$。

#### （三）临床意义

超氧化物歧化酶(superoxide dismutase，SOD)测定是一种非特异的辅助诊断指标，常用于对缺血、出血性心、脑等重要脏器病伤(或手术治疗后)引发的继发性(自由基)过氧化损伤及其自由基清除药物治疗效果的监测，以指导临床制定相应的自由基清除干预对策及最佳治疗时间窗的确立，实时动态监测具有重要参考价值。

1.降低

（1）生理性降低：见于机体抗氧化营养素摄入不足，如维生素 E、维生素 A、维生素 C、β-胡萝卜素、硒、铜、锌、锰等缺乏，硒是 GSHpx 的组成部分，铜、锌是 Cu/Zn-SOD 的成分，锰是 Mn-SOD 的成分。此外，老年人新陈代谢功能下降，超氧化物歧化酶亦降低。

（2）病理性降低：见于脑部神经疾病脑血管病、缺血性心脏病心肌缺血(冠状动脉粥样硬化性心脏病)、急性心肌梗死、医学手术救治治疗后继发损伤、糖尿病、胃癌患者等。

2.增高

见于慢性活动性肝炎、慢性迁延性肝炎、肝炎后肝硬化、肾小球肾炎、珠蛋白生成障碍性贫血、肺癌、乳腺癌、精神分裂症等。

### 四、血清淀粉酶及同工酶测定

#### （一）适应证

用于胰腺疾病的诊断、鉴别诊断和监测。

## (二)参考区间

(1)AMS 总活性。染色淀粉法:760~1450 U/L。Somogyi 法:800~1800 U/L。

(2)同工酶。S-AMS:45%~70%。P-AMS:39%~55%。

## (三)临床意义

淀粉酶(amylase,AMS)主要来自胰腺和腮腺。来自胰腺的为淀粉酶同工酶 P(P-AMS),来自腮腺的为淀粉酶同工酶 S(S-AMS)。其他组织,如心脏、肝脏、肺脏、甲状腺、卵巢、脾脏等也含有少量 AMS。

1.增高

见于以下疾病。

(1)胰腺疾病:如胰腺炎,急性胰腺炎是 AMS 增高最常见的原因。血清 AMS 一般于发病 6~12 小时开始增高,12~72 小时达到峰值,3~5 日恢复正常。慢性胰腺炎急性发作、胰腺囊肿、胰腺管阻塞时 AMS 也可增高。此外,胰腺癌早期 AMS 也增高。

(2)非胰腺疾病:腮腺炎时增高的 AMS 主要为 S-AMS,S-AMS/P-AMS>3,借此可与急性胰腺炎相鉴别。消化性溃疡穿孔、上腹部手术后、机械性肠梗阻、胆管梗阻、急性胆囊炎等 AMS 也增高,这主要是由于病变累及胰腺或富含 AMS 的肠液进入腹腔被吸收所致。服用镇静剂、乙醇中毒、肾衰竭时,AMS 也可增高。

2.降低

见于以下疾病。

(1)慢性胰腺炎:AMS 降低多由于胰腺组织严重破坏,导致胰腺分泌功能障碍所致。

(2)胰腺癌:AMS 降低多由于肿瘤压迫时间过久,腺体组织纤维化,导致分泌功能降低所致。

## 五、血清脂肪酶测定

### (一)适应证

用于胰腺疾病的诊断、鉴别诊断和监测。

### (二)参考区间

偶联法:成年人 1~54 U/L。色原底物法:成年人 13~63 U/L。

### (三)临床意义

脂肪酶(lipase,LPS)是一种能水解长链脂肪酸三酰甘油的酶,主要由胰腺分泌,胃和小肠也能产生少量的 LPS。

**1.增高**

见于以下疾病。

(1)胰腺疾病:特别是急性胰腺炎。急性胰腺炎发病后 4～8 小时,LPS 开始升高,24 小时达到峰值,可持续 10～15 日,并且 LPS 增高可与 AMS 平行,但有时其增高的时间更早,持续时间更长,增高的程度更明显。慢性胰腺炎 LPS 也可增高,但增高的程度较急性胰腺炎为低。

(2)非胰腺疾病:如消化性溃疡穿孔、肠梗阻、急性胆囊炎等 LPS 也可增高。

**2.降低**

见于胰腺癌或胰腺结石所致的胰腺导管阻塞时,LPS 活性可降低。LPS 降低的程度与梗阻部位、梗阻程度和剩余胰腺组织的功能有关。LPS 活性降低也可见于胰腺囊性纤维化。

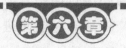

# 免疫检验

## 第一节　免疫球蛋白检测

### 一、IgG、IgA、IgM

#### (一)概述

免疫球蛋白(immunoglobulin,Ig)是指具有抗体活性或化学结构与抗体相似的一类球蛋白,是参与体液免疫反应的主要物质。抗体是能与相应抗原发生特异性结合并具有多种免疫功能的球蛋白。抗体都是免疫球蛋白,但 Ig 并非都具有抗体活性。Ig 由浆细胞产生,广泛存在于血液、组织液和外分泌液中,约占血浆蛋白总量的 20%,也可以膜免疫球蛋白(SmIg)的形式存在于 B 细胞表面。

Ig 分子由 4 条肽链组成,两条相同的长链称为重链(heavy chain,H),由 450 个氨基酸残基组成,分子量约 51 000～72 500;两条相同的短链称为轻链(light chain,L)由约 214 个氨基酸组成,分子量约 22 500。四条肽链通过链内和链间二硫键连接在一起。Ig 分子肽链的氨基端(N 端),在 L 链 1/2 和 H 链 1/4(α、γ、δ)或 1/5(μ、ε)处,氨基酸的种类和顺序随抗体特异性不同而变化,称为可变区(variable region,V 区);肽链其余部分的氨基酸种类和排列顺序比较稳定,称为恒定区(constant region,C 区)。V 区与 C 区的分界线在第 114 位氨基酸,其前的 N 端为 V 区,第 115 位以后的羧基端(C 端)为 C 区。H 链和 L 链的 V 区和 C 区分别简写为 VH、CH 和 VL、CL。VH 和 VL 中某些部位的氨基酸变化更大,称为高变区(hypervariable region,HR)。H 链和 L 链的 V 区是 Ig 分子同抗原的结合区,并决定抗体同抗原结合的特异性。H 链有 4 个功能区,即 VH、CH1、CH2 和 CH3,IgM 及 IgE 的重链恒定区则多一个 CH4 功能区。CH1 区为 Ig 同种异型遗传标记部位。在 CH1 与 CH2 之间的区域称为绞链区,含较多的脯氨酸,短而柔软。当 Ig 与相应抗原结合后,绞链区构型改变,暴露出 CH2 区的补体结合位点,血清中补体 $C_1q$ 结合至此进而激活补体系统。L 链有 2 个功能区,即 VL 和 CL。VL 中的高变区是与抗原结合的部位,CL 具有 Ig 同种异型遗传标记。

完整的 Ig 分子被蛋白酶水解时可裂解为不同的片段。以 IgG 分子为例,当用木瓜蛋白酶消化时,IgG 分子从绞链区的氨基端断裂,形成 3 个片段,即两个 Fab 段和一个 Fc 段。Fab 段分子量为 45 000,具有与抗原结合的活性,但只有一个抗原结合位点(单价),故不能与抗原反应形成可见的沉淀和凝集现象。Fc 是指可结晶的片段,分子量为 50 000,不具有抗体活性,但 Ig 分子的很多生物学活性如激活补体、结合细胞以及通过胎盘等与之有关。当用胃蛋白酶消化时,IgG 分子从绞链区的羧基端断裂,形成 2 个片段,即大的 F(ab′)$_2$ 段和小的 pFc′ 段。F(ab′)$_2$ 是两个 Fab 加上重链的绞链区,由二硫键相联,分子量为 100 000,具有两个抗原结合位点(双价),因而能与抗原反应形成可见的沉淀和凝集现象。pFc′ 段为无活性的小分子肽。

目前已发现人体内有 5 类免疫球蛋白,即 IgG、IgA、IgM、IgD 和 IgE,其重链分别为 γ、α、μ、δ 和 ε,各类 Ig 的轻链有 κ(kappa)和 λ(lambda)两型。每个 Ig 分子的两条轻链都同型。

IgG 由浆细胞合成,分子量 150 000,有 IgG$_1$～IgG$_4$ 4 个亚类,以单体形式存在于血清和其他体液中,是唯一能通过胎盘的抗体,婴儿出生后 3 个月开始合成。IgG 在正常人血清中含量最多,占血清 Ig 总量的 3/4,达 10～16 g/L,半衰期 7～21 天,是体液中最重要的抗病原微生物的抗体(再次免疫应答抗体),也是自身免疫病时自身抗体的主要类别。

IgA 分子量 160 000,有 IgA$_1$、IgA$_2$ 两个亚类,分血清型和分泌型两种,半衰期为 6 天。血清型 IgA 由肠系膜淋巴组织中的浆细胞产生,多数以单体形式存在,含量 2～5 g/L,占血清总 Ig 的 10%～15%,具有中和毒素、调理吞噬的作用。分泌型 IgA 由两个单体、一个 J 链(是一种连接单体 Ig 的小分子酸性糖肽,分子量 15 000)和一个分泌片(是一种分子量 70 000 的糖蛋白,由上皮细胞合成。二聚体 IgA 通过黏膜与之结合后排出细胞)组成,主要分布于各种黏膜表面和唾液、初乳、泪液、汗液、鼻腔分泌液、支气管分泌液及消化道分泌液中,参与机体的黏膜局部抗感染免疫反应。IgA 不能通过胎盘屏障,初生婴儿只能从母乳中获得 IgA,出生后 4～6 个月开始自身合成,1 岁后合成水平可达成人的 25%,16 岁达成人水平。

IgM 分子量最大,为 971 000,由 5 个单体借一个 J 链和若干二硫键连接形成5聚体,又称巨球蛋白,有 $IgM_1$、$IgM_2$ 两个亚类,主要分布于血液中,血清含量为 $1\sim1.25$ g/L,占血清 Ig 总量的 1/10,半衰期 5 天。IgM 是个体发育中最早合成的抗体,孕 20 周起,胎儿自身即能合成,出生后,IgM 合成增加,8 岁后达成人水平。机体遭受感染后,IgM 型抗体最早产生(初次免疫应答反应的抗体),因此,IgM 型抗体的出现和增高与近期感染有关。新生儿脐带血中 IgM 含量增高时,提示胎儿有宫内感染。IgM 是高效能的抗微生物抗体,主要功能是凝集病原体和激活补体经典途径。

**(二)检测方法**

测定血清中 IgG、IgA、IgM 含量,可采用免疫比浊法(透射比浊法、速率散射比浊法)或单向环状免疫扩散法。体液中 IgG、IgA、IgM 含量测定可采用速率散射比浊法或 ELISA 法。

**(三)临床意义**

**1.年龄**

年龄与血中 Ig 含量有一定关系,新生儿可获得由母体通过胎盘转移来的 IgG,故血清含量较高,近于成人水平。婴幼儿由于体液免疫功能尚不成熟,免疫球蛋白含量较成人低。

**2.低 γ 球蛋白血症**

血清免疫球蛋白(IgG、IgA、IgM)降低有先天性和获得性二类。先天性低 Ig 血症主要见于体液免疫缺损和联合免疫缺陷病。一种情况是 Ig 全缺,如先天性联低丙球血症(XLA),血中 IgG<1 g/L,IgA 与 IgM 含量也明显降低。另一种情况是三种 Ig 中缺一或两种。最多见的是缺乏 IgA,患者易患呼吸道反复感染;缺乏 IgG 易患化脓性感染;缺乏 IgM 易患革兰染色阴性细菌引起的败血症。获得性低 Ig 血症,血清中 IgG<5 g/L,引起的原因较多,如有大量蛋白丢失的疾病(剥脱性皮炎、肠淋巴管扩张症、肾病综合征等),淋巴网状系统肿瘤(如淋巴肉瘤、霍奇金淋巴瘤),中毒性骨髓疾病等。许多药物如青霉胺、苯妥英钠、金制剂等药物也可诱发 Ig 降低。

**3.多克隆 γ 球蛋白血症**

血清免疫球蛋白(IgG、IgA、IgM)增高常见于各种慢性细菌感染,如慢性骨髓炎、慢性肺脓肿、感染性心内膜炎时,IgG、IgA、IgM 均可增高。子宫内感染时,脐血或生后 2 日的新生儿血清中 IgM 含量可>0.2 g/L 或>0.3 g/L。在多种自身免疫病、肝脏疾病(慢性活动性肝炎、原发性胆汁性肝硬化、隐匿性肝硬化)患者可有一种或三种 Ig 升高。结缔组织病尤其在活动期常有 IgG 升高。80%活动性 SLE 以 IgG、IgA 升高较多见。类风湿关节炎以 IgM 升高为主。

4.单克隆 γ 球蛋白(M 蛋白)血症

主要见于浆细胞恶性病变,包括多发性骨髓瘤、巨球蛋白血症等。

## 二、IgD

### (一)概述

IgD 以单体形式存在于血清中,分子量 175 000,血清中含量为 0.04～0.4 g/L,仅占血清总 Ig 的 1%,易被酶解,半衰期 2.8 天,是成熟 B 细胞的重要表面标志。当 B 细胞表达膜表面 IgD(SmIgD)时,受抗原刺激可被激活,故认为 SmIgD 为 B 细胞激活受体。IgD 分子结构类似于 IgG,但不能通过胎盘,也不能激活补体。循环中 IgD 无抗感染作用,功能尚不清楚,但可能与防止免疫耐受及某些超敏反应有关。

### (二)检测方法

血清中 IgD 含量很低,10%～50%正常人血清中的 IgD 用免疫比浊法不能测出,可用 ELISA 双抗体夹心法测定。方法原理是:用抗人 IgD 多克隆或单克隆抗体包被聚苯乙烯反应板微孔,再加入待检血清和酶标记抗人 IgD 抗体,在固相上形成抗体-抗原(IgD)-酶标记抗体复合物,洗去未反应物质,加入酶底物/色原溶液,出现呈色反应,呈色强度反映待测血清中 IgD 水平。

### (三)临床意义

正常人血清 IgD 含量波动范围很广,个体差异大,从 0.003～0.4 g/L 不等。

IgD 增高见于 IgD 型多发性骨髓瘤。流行性出血热、过敏性哮喘、特应性皮炎患者可见 IgD 升高。怀孕末期,吸烟者中 IgD 也可出现生理性升高。

## 三、IgE(总 IgE、特异 IgE)

### (一)概述

IgE 又称反应素或亲细胞抗体,分子量 190 000,单体,是种系进化过程中最晚出现的 Ig,正常人血清中含量很低,且个体差异较大,约 0.03～2.0 mg/L,仅占血清总 Ig 的 0.002%。半衰期 2.5 天。对热敏感,56 ℃条件下 30 分钟可丧失活性。IgE 主要由呼吸道、消化道黏膜固有层中的浆细胞合成,故血清 IgE 浓度并不能完全反映体内 IgE 水平。IgE 对肥大细胞及嗜碱性粒细胞具有高度亲和性,可与细胞表面的高亲和性受体 FcεRI 结合,当变应原再次进入机体时,与致敏的肥大细胞、嗜碱性粒细胞上的 IgE 结合,引发细胞脱颗粒,释放生物活性物质,导致发生Ⅰ型变态反应(哮喘、花粉症、变性性皮炎等)。此外,IgE 还有抗寄生虫感染的作用。

### (二)检测方法

IgE 测定包括血清中总 IgE 及特异性 IgE 测定。可采用 ELISA 法、速率散射比浊法、放射免疫分析(RIA)、化学发光或电化学发光等方法。特异性 IgE 测定时,检测系统中需引入特异性变应原,可采用酶、荧光免疫法、免疫印迹等方法。

### (三)临床意义

正常人血清 IgE 参考值<150 IU/mL(ELISA 法或速率散射比浊法)。

IgE 升高常见于变态反应性疾病(如过敏性鼻炎、外源性哮喘、花粉症、变应性皮炎、慢性荨麻疹)、寄生虫感染、IgE 型多发性骨髓瘤以及 AIDS、非霍奇金淋巴瘤、高 IgE 综合征(Job 综合征)患者。特异性 IgE 升高表明个体对该特异性 IgE 针对的变应原过敏。

## 四、游离轻链

### (一)概述

免疫球蛋白(Ig)轻链分为 $\kappa$(Kappa)、$\lambda$(lambda)2 个型别。$\kappa$ 只有 1 型,$\lambda$ 则有 $\lambda_1$、$\lambda_2$、$\lambda_3$、$\lambda_4$ 4 个亚型。每个 Ig 分子上只有一个型别的轻链,而不可能是 $\kappa\lambda$ 或 $\lambda_x\lambda_y$。人类 $\kappa$ 与 $\lambda$ 的比例为 6:4。轻链是能自由通过肾小球基底膜的小分子蛋白,在肾小管被重吸收,回到血液循环中。因此正常人尿中只有少量轻链存在。当代谢失调和多发性骨髓瘤时,血中出现大量游离轻链(free light chains, FLC),并由尿中排出,即 Bence Jones protein(BJPM)。

### (二)检测方法

测定血清游离轻链采用免疫比浊法,最常用速率散射比浊法。

### (三)临床意义

血清轻链参考值 $\kappa$ 型游离轻链 3~19 mg/L;$\lambda$ 型游离轻链 6~26 mg/L。$\kappa/\lambda$ 比值为 0.26~1.65。

测定轻链有助于单克隆轻链病、AL-淀粉样变的早期诊断,也可用于化疗或自身外周血干细胞移植后是否复发的监测。

### 五、M 蛋白

#### (一)概述

M 蛋白是单克隆 B 淋巴细胞或浆细胞恶性增殖而大量产生的,在类别、亚类、型、亚型、基因型和独特型方面相同的均一免疫球蛋白。这种均一的蛋白质的氨基酸顺序、空间构象、电泳特性均相同。由于这种蛋白产生于单一的细胞克隆,多出现于多发性骨髓瘤、巨球蛋白血症或恶性淋巴瘤患者的血或尿中,故称为"M 蛋白"。

M 蛋白血症大致可分为恶性的与意义不明的两类。恶性 M 蛋白血症见于:多发性骨髓瘤(包括轻链病)、重链病、半分子病和不完全骨髓瘤蛋白病(C 端缺陷)。意义不明的 M 蛋白血症(monoclonal gammopathy of undetermined significance,MGUS)有两种,一种是与其他恶性肿瘤(如恶性淋巴瘤)伴发者,另一种即所谓良性 M 蛋白血症。

#### (二)检测方法

免疫学检查和鉴定方法对 M 蛋白血症的诊断起重要作用,通常需先定量检测血清总蛋白,约 90% 的患者血清总蛋白含量升高(70% 的患者 $>100$ g/L),约 10% 的患者正常甚至偏低(如轻链病)。对异常免疫球蛋白的常用检测方法如下。

1.区带电泳

原理是利用多孔载体将血清蛋白质各种成分分离于不同区带。常用载体有聚丙烯酰胺凝胶电泳(PAGE)、琼脂糖凝胶电泳等。免疫球蛋白(Ig)增殖可见单克隆和多克隆增殖带,后者是宽而浓的区带,扫描后峰形呈钝圆,高/宽$<1.0$,而 M 蛋白带(单克隆带)是窄而浓的区带,高而尖的峰形,高/宽$>1.0$。M 蛋白带通常出现在 γ 区,也可出现在 β 区或 β 与 γ 区之间,少数患者也可在 $\alpha_2$ 区出现(μ链、α 链、IgA 半分子等)。

2.Ig 定量

检测方法参见免疫球蛋白定量测定。一般 M 蛋白所属 Ig 含量均显著增高,其他类 Ig 降低或显著降低。

3.免疫电泳

是一种用于诊断 Ig 异常的常规方法。原理是电泳时血清中各种蛋白质组分由于静电荷的不同,移动速度不同,被分离于不同的区带。停止电泳后,在电泳平行位置挖槽,加入抗血清扩散,抗原抗体反应后即可在相应位置上形成肉眼可见的沉淀弧。M蛋白的特点是与相应的抗重链血清、抗轻链血清形成迁移范围十分局限的浓密的沉淀弧。

**4.免疫固定电泳**

待测血清或尿在载体上电泳后,使不同的蛋白质形成电泳位置不同的区带,将特异性抗重链或抗轻链血清加于载体上,抗血清即可与相应的蛋白区带结合(例如抗 Kappa 链抗血清与 Kappa 轻链区带结合),形成抗原抗体复合物,使抗原在电泳位置上被免疫固定,洗涤时不被洗脱,而无关蛋白区带则被洗脱。再用酶标记抗人 Ig 与之反应并随后浸入酶底物/色原溶液中时,被测蛋白区带可呈色。

此法的主要用途为:鉴定迁移率近似的蛋白质组分,如各种 M 蛋白;鉴定 Ig 的轻链;鉴定血液和体液中的微量蛋白。

**5.本周蛋白(Bence Jones protein,BJP)检测**

本周蛋白是首次由 Henry Bence Jones 于 1846 年发现的一种异常尿蛋白,特点是在酸性条件下,将尿加热到 60 ℃即见蛋白沉淀,在加热到 100 ℃时沉淀溶解,尿又呈现透明。Edelman 证实其本质即 Ig 的轻链(主要以轻链的二聚体形式存在)。检测本周蛋白的定性方法有热沉淀反应法(Putnam 试验)、对甲苯磺酸法(Cohen 法)和免疫固定电泳。定量方法可用速率散射比浊法和ELISA 法。

**(三)临床意义**

**1.恶性 M 蛋白血症**

(1)多发性骨髓瘤(MM):占 M 蛋白血症的 35%～65%,其中 IgG 类占 50%左右,IgA 类占 25%左右,轻链病占 10%～20%,IgD 类占 0.7%～5.7%(平均为1.6%),IgE 类罕见。

(2)Waldenstrom 巨球蛋白血症:占 M 蛋白血症的 9%～14%,以分泌 IgM 蛋白的淋巴样浆细胞恶性增生为特征。

(3)重链病:是一类淋巴细胞和浆细胞的恶性肿瘤或为淋巴样浆细胞的恶性肿瘤,不同于多发性骨髓瘤,也有异于淋巴细胞瘤,而是一种原因不明、合成免疫球蛋白障碍或重链的部分缺失,也可能组装障碍,细胞内只合成不完整片段的一种特种类型。M 蛋白为免疫球蛋白的 Fc 段,已发现 α、γ、μ 和 δ 重链病。

(4)轻链病:相对少见,与多数 M 蛋白血症发病年龄不同的是此病多见于青壮年。血中各免疫球蛋白含量均见减低或正常。血清和尿液均可在 β 区(多在$\beta_2$ 区)出现 M 成分。半数以上患者有严重蛋白尿,每天＞2.0 g,BJP 阳性,多数

0.2 g/d,且属于 κ 或 λ 某一型。

(5)半分子病:M 蛋白由 Ig 的一条重链和一条轻链构成。现已发现 IgA 类与 IG 类半分子病。此病临床表现和多发性骨髓瘤相同,唯一不同的是尿中出现的 M 蛋白皆为小分子。

(6)7SIgM 病(Solomen-Kunke1 病):M 蛋白为 IgM 单体。

(7)双 M 蛋白血症:①约占 M 蛋白血症的 1%,其特征为电泳时,在 $\gamma \sim \alpha_2$ 范围内出现 2 条浓密区带。当用光密度计扫描时可呈现 2 个典型的基底窄、峰形尖锐的蛋白峰。以多发性骨髓瘤和巨球蛋白血症最为多见,也见于粒细胞性白血病、肝病和其他恶性肿瘤。②良性 M 蛋白血症,是指有些患者或正常人,在血清中出现一个或几个高浓度的 M 蛋白,但无临床上的相应表现,长期随访也无多发性骨髓瘤或巨球蛋白血症的证据。发生率与年龄有明显关系,多见于老年人。有人指出,20 岁以上的健康供血员检出 M 蛋白者约占 0.1%～0.3%;70 岁以上健康人升至 3%;95 岁以上健康人则接近 20%。良性 M 蛋白血症与多发性骨髓瘤的早期很难区别,但骨 X 线检查一般无溶骨性改变;骨髓穿刺检查,浆细胞或淋巴样细胞一般＜5%(多发性骨髓瘤常＞20%)。良性 M 蛋白血症中一部分人在若干年后可表现出典型的恶性 M 蛋白血症的特征。因此,对于有良性 M 蛋白血症的人来说,最重要的是长期随访。

# 第二节　补体检测

## 一、概述

补体是存在于人和脊椎动物体液中的一组具有酶原活性的糖蛋白。补体系统由大约三十多种蛋白和细胞受体组成。世界卫生组织委员会于 1968 年和 1981 年先后对补体各成分的命名作出了统一的规定。即以 C 代表补体;Cn 代表某种单个成分,如 C1～C9;Cn 为活化的补体成分,有酶活性或其他生物学活性;Cn 后加小写的英文字母(a、b、c、d)表示补体活化过程中形成的新生片段,如 C3a,C3b 等;Cni 则表示未活化的补体成分。补体旁路活化途径除 C3 外的各成分,均用大写英文字母,如 B 因子、D 因子等表示。这些蛋白活化后形成的片段、则以小写字母表示。一般较小的片段用"a",较大的用"b",如 Ba,Bb。活性表失,但其肽链结构未发生变化的成分,则在该成分后加"i",如 Bbi。某种成分因肽链被水解而丧失活性,但未产生新的片段,则在前冠以"i",如 iC3b。对于补体受体,则以其结合对象来命名,如 C1rR、C5aR 等,对 C3 片段的受体则用 CR 1～5 表示。

补体的大多数成分由肝脏实质细胞和单核、巨噬细胞合成,内皮细胞、肠道上皮细胞及肾小球细胞等也可少量合成。人血清中的补体总含量约占血清总蛋白的 5%～6%,个体血清补体水平一般不因免疫而有较大波动,只是在某些疾病状态下才有变化。

不同成分的补体分子量差别较大,电泳迁移率亦不同,多数分布于 β 区,少部分位于 α 区和 γ 区。补体多种成分均不耐热,0～10 ℃中活性仅可保存 3～4 天,51 ℃持续 35 分钟,55 ℃持续 12 分钟,61 ℃持续 2 分钟可被灭活。强烈振荡、酸、碱、醇、醚、氯仿、胆盐、紫外线或 α 粒子照射等因素均可使补体失活。体外实验时常用动物血清作为补体的来源,豚鼠血清中补体各成分含量最为丰富,溶血能力最强,又易获得,因此,最常用于溶血性实验。

补体系统主要通过三类功能成分表达生物学活性和自我调控反应,即参与补体级联反应的各种固有成分、补体调控分子及补体受体等。生理情况下,循环中的补体成分均以非活化的酶前体形式存在,在遇相应激活物质刺激后,补体系统可通过传统途径、旁路途径和凝集素途径活化,在活化的级联反应中发挥各种生物学效应。补体的主要作用方式有:①溶解靶细胞,包括血细胞、肿瘤细胞、细菌和包膜病毒等;②介导调理吞噬,补体裂解片段被覆于细胞或外来颗粒性抗原上,与吞噬细胞表面的相应受体结合,促进吞噬作用;③调节炎症和免疫反应,如趋化炎性细胞、免疫黏附等作用;④有利于调节细胞的生物学活性,补体结合至细胞可引起细胞活化乃至分化,结合抗原则有利于其与细胞上的相应抗原受体结合,呈递抗原。补体的这些作用在体内具有两面性,既参与免疫防御、免疫调控等正常免疫反应,也参与对组织的免疫病理损伤。补体成分如 C2、C4、C3、C6、Bf 等存在着高度的遗传多态性,且几乎所有的补体蛋白都可能发生遗传缺陷。因此检测体内补体成分的活性及含量,了解补体系统的变化状况,有助于对临床多种疾病的诊断、鉴别、治疗及发病机制的研究。

## 二、检测方法

检测补体的方法主要包括对补体活性的测定和补体成分的测定。活性测定可反映补体功能,通常用 50%溶血法测定血清中补体通过经典途径活化和旁路激活途径活化的程度。补体各成分的定量测定多用免疫化学法,如比浊法、琼脂单向扩散试验、火箭电泳法或交叉免疫电泳法等。亦可用化学发光法或间接免疫荧光法和流式细胞仪检测 C1 酯酶抑制物活性(C1-INH)或细胞膜补体受体等。

### (一)补体经典活化途径

1.总补体溶血活性($CH_{50}$)测定

(1)原理:特异性抗体致敏绵羊红细胞(SRBC)形成的复合物,能激活血清中的补体 C1,引起补体成分的级联反应,使 SRBC 发生溶血,根据溶血程度可判定补体总活性。当红细胞和溶血素量一定时,在限定的反应时间内,溶血程度与补体量及活性呈正相关,但非直线关系而是 S 形曲线关系,在接近 50% 溶血($CH_{50}$)时,二者之间近似直线关系,故以 50% 溶血作为最敏感的判定终点,称为 50% 溶血试验,即 $CH_{50}$(50% complement hemolysis)。以引起 50% 溶血所需的最小补体量为一个 $CH_{50}U$,可计算出待测血清中总的补体溶血活性。此法检测的溶血率与补体多个成分的含量和功能有关,C1~C8(此试验中,溶解绵羊红细胞不需要 C9 参与)任何一个成分缺陷均可使 $CH_{50}$ 降低。但单个补体成分的含量波动可能对试验结果影响不明显。

(2)方法:将新鲜待测血清作系列不同浓度稀释后,各管定量加最适浓度溶血素致敏的绵羊红细胞悬液,温育后,用光电比色计测定各管的吸光度(A)值,以代表溶血时所释放的血红蛋白量($A_{541\ nm}$),取与 50% 溶血的标准管相近的二管读取 A 值,以最接近 50% 溶血标准管的一管,计算 50% 溶血的总补体活性值。

补体的 $CH_{50}$ 正常参考值应根据各实验室应用的方法检测一定数量健康人后确定。一般正常人为($170\pm70$)U/mL。

2.微量 $CH_{50}$ 测定

(1)原理:与上述试管法同,操作较简便快速。

(2)方法:在微量血凝反应板上操作,将待测血清连续双倍稀释后加入致敏 SRBC,与对照孔红细胞沉积圆点比较,以引起致敏 SRBC 发生 50% 溶血孔(此时检测孔红细胞沉积圆点与对照孔大小相同)作为终点,依此判定待测血清中补体效价。

正常参考值:1∶4~1∶32。

3.临床意义

$CH_{50}$ 异常可见于临床多种疾病。通常以活性下降临床意义较大。$CH_{50}$ 降低且伴补体 C4 含量下降、C3 水平正常或下降时,多反映补体以传统途径活化异常为主的疾病,如 SLE、血清病、遗传性血管神经性水肿、弥散性血管内凝血、获得性 C1-INH 缺陷、急性病毒性肝炎早期、冷球蛋白血症、皮肤血管炎、疟疾、登革热、自身免疫性溶血性贫血等。若 $CH_{50}$ 降低,C3 亦降低,C4 正常,则该疾病的补体活化以旁路途径为主,如膜增殖性肾小球肾炎、急性肾小球肾炎、内毒素性休克等。$CH_{50}$ 增高常见于风湿热、Reiter 综合征、银屑病关节炎、皮肌炎、结节性动脉周围炎、全身性硬化症(PSS)、白塞病、结节病、盘状红斑狼疮以及急、慢性感染等。

### (二)补体旁路途径溶血活性的测定($AP-H_{50}$)

**1.原理**

利用未致敏的家兔红细胞(RE)具有激活 B 因子,引起补体旁路途径(AP)活化的特点。试验先用乙二醇双(α-氨基乙基)醚四乙酸(ethylene glycol bis-amino tetracetate,EGTA)螯合待检样本中的 $Ca^{2+}$,封闭 $C_1$ 的作用,避免补体经传统途径活化。RE 激活 B 因子引起 AP 活化,导致兔红细胞损伤而发生溶血。此试验是反映参与补体旁路途径活化的成分,即补体 C3、D 因子、B 因子、P 因子以及 C5~C9 活性的一项较简便的方法。

**2.方法**

与 $CH_{50}$ 方法类似。结果以引起 50% 溶血所需的最小补体量为一个 $AP-H_{50}$ U,可计算出待测血清中补体旁路途径溶血活性。

正常参考值:(22±3.0)U/mL。

**3.临床意义**

$AP-H_{50}$ 测定对非特异性感染的免疫功能及自身免疫性病理损伤的观察与分析具有重要意义。某些类型的慢性肾炎、肾病综合征、肿瘤、感染、某些自身免疫病等时 $AP-H_{50}$ 活性可显著增高,而肝硬化、慢性活动性肝炎、急性肾炎时则明显降低。

### (三)单个补体成分测定

人类补体系统中补体蛋白的遗传缺陷或获得性缺陷,与临床多种疾病密切相关。根据检测方法和临床应用,世界卫生组织(WHO)和国际免疫学会报告,30 多种补体成分中通常需检测的主要是 C3、C4、C1q、B 因子和 C1 酯酶抑制物等成分。

**1.补体 C3 测定**

(1)概述 C3 是一种 $\beta_1$ 球蛋白,沉降系数 9.5S,相对分子质量为 180 000,含糖量约占 2.2%,是补体系统中血清含量最丰富的成分,在补体活化的传统途径、旁路途径和凝集素途径中均起关键作用。C3 主要由肝实质细胞合成并分泌,少量由巨噬细胞和单核细胞合成。完整的 C3 分子不具有生物学活性,由 α 和 β 两条多肽链构成。α 链含 998 个氨基酸残基,分子量 110 000;β 链含 669 个氨基酸残基,分子量 70 000。两条链由多个二硫键连接,呈平行排列。

C3 可被不同的补体活化途径形成的 C3 转化酶作用而活化。传统途径(CP)的 C3 转化酶是由抗原抗体复合物激活的,作用于 C4、C2 形成。旁路途径(AP)的 C3 转化酶有两种,起初由激活物结合 C3b(C3 生理性少量自发裂解或在传统途径中裂解产生的 C3b)开始,当 C3b 与 B 因子(Bf)结合并被活化的 D 因子(Df)分解 Bf 成 Bb、Ba 时,由此形成初期的 C3 转化酶 C3bBb。这种转化酶不稳定,当与 P 因子结合后,可形成较稳定的具有正反馈环扩大作用的 C3 转化酶,这种转化酶能裂解 C3 产生更多的 C3b。凝集素途径中(LP,参见甘露糖结合凝集素),甘露糖结合凝集素(MBL)活化 C3 与 MBL 相关丝氨酸蛋白酶(MASPs)1、2 和 3 组成的功能性复合物作用有关。MASP2 具有补体经典途径的 C1 酯酶活性,对裂解 C4 起作用。甘露糖配体-MBLMASP-2 构成的复合物(无需MASP-1)能活化 $C_4$、$C_2$,形成 C3 转化酶;而有 MASP-1 连接的复合物,则可直接裂解 C3,产生 C3b 片段激活补体替代途径。C3 经活化后,多种功能即由各种裂解的片段表现出来。

(2)方法:测定 C3 含量的常用方法主要有单向免疫扩散法和免疫比浊法,亦可用 ELISA 法。免疫比浊法又分散射比浊法和透射比浊法两类,两类中又都分终点法、和速率法 2 种。人血清中 C3 正常参考值为$(1.14\pm0.54)g/L$。

2.补体 C4 测定

(1)概述:C4 是参与补体传统途径活化的成分,相对分子质量为 200 000。C4 分子由三条肽链以二硫键相连,分子质量分别为 93 000(α 链),78 000(β 链)和 33 000(γ 链)。C4 合成于肝细胞和巨噬细胞中,先呈单链结构合成,后经两次细胞内蛋白酶解形成含三个亚基的分泌型 C4($C4^s$),分泌于细胞外,经再一次酶解后成为血浆型 C4($C4^P$)。$C4^s$ 和 $C4^P$ 溶血活性相等,易被调节酶 C4 结合蛋白(C4bp)和因子 I,即 C3b 灭活剂 $C_3$b(INA)降解。传统途径活化时,C4 被 C1s 在 α 链处裂解出一小片段 C4a 和较大片段 C4b(含 β 链、γ 链和大部分 α 链)。C4a 为一弱过敏毒素,对 pH、热、高浓度盐有较大耐受性。C4b 的大部分以无活性形式游离于液相中,小部分亚稳肽 C4b 则以共价键与靶细胞膜受体结合,并与活化的 C2a 结合形成 C3 转化酶,继续补体的级联反应。$C_4$ 在激活补体,促进吞噬,防止免疫复合物沉淀和中和病毒等方面发挥作用。

(2)方法:测定 C4 含量的方法同 C3 含量的测定。人血清中 C4 正常参考值为(0.4±0.2)g/L。

3.C1q 测定

(1)概述:C1q 是补体 C1 的组成成分,电泳位置在 γ 区带。循环中的 C1 为大分子蛋白复合体,由 5 个亚单位组成,即 1 个 C1q,2 个 C1r 和 2 个 C1s。其中 C1q 起识别作用,C1r 和 C1s 具备催化功能。

C1q 相对分子质量为 410 000,有 18 条多肽链通过二硫键相连接。每 3 条多肽链为一个亚单位,构成螺旋状,形成似 6 个球形体组成的花冠样结构。C1q 的头部能够直接结合 Ig 的 Fc 段,与 IgG 和 IgM 的结合分别在 CH2 和 CH3 区。C1q 启动补体系统活化时必须结合两个以上的 Fc,因此,不同类 Ig 抗体导致的补体活化程度有所差别。IgM 类抗体同时有 5 个 Fc 段可供 C1q 结合,一个与抗原结合的 IgM 分子即可启动补体的传统活化途径。而 IgG 类抗体浓度需达到 $10^2 \sim 10^3$,才能引起 C1q 作用。

(2)方法:测定 C1q 含量,可用单向免疫扩散法、免疫比浊法和 ELISA 法等。人血清中 C1q 含量 5 岁前随年龄递增,5 岁后达成人水平,约为 0.15 g/L。

4.B 因子测定

(1)概述:B 因子是参与补体旁路途径活化的主要成分,是一种不耐热的 β 球蛋白、50 ℃持续 30 分钟即可失活。在旁路活化途径中,B 因子被 D 因子裂解成 2 个相对分子质量为 60 000 和 33 000 的 Bb 和 Ba 片段,Bb 与 C3b 结合构成旁路途径的 C3 转化酶和 C5 转化酶。Ba 可抑制 B 细胞增殖。

(2)方法:检测 B 因子的含量可采用单向免疫扩散法、免疫比浊法、火箭免疫电泳法等方法。正常人血清中 B 因子含量参考值为 0.20 g/L。

5.补体成分测定的临床意义

补体成分异常分先天性和获得性两类。

(1)补体遗传缺陷:大多数补体成分均可能发生遗传缺陷。C1-INH 缺陷可导致遗传性血管神经性水肿。C1～C9 及其他成分的缺陷与自身免疫病及反复感染等疾病有关。

(2)获得性补体异常。

1)高补体血症:多数补体成分尤其是 C3、C4、B 因子和 $C_1$-INH 等在机体急性期反应时可增高。急性炎症、组织损伤如风湿热急性期、结节性动脉周围炎、皮肌炎、心肌梗死、伤寒、痛风、Reiter 综合征和各种类型的多关节炎,非感染性慢性炎症状态如类风湿关节炎、妊娠时,补体成分含量可高于正常时的2~3倍。

2)低补体血症:①免疫复合物导致的补体消耗增多,系统性红斑狼疮(SLE)、药物性红斑狼疮(LE)、肾脏疾病如Ⅰ型、Ⅱ型膜增殖性肾小球肾炎(MPGN)、感染后肾小球肾炎(GN)、慢性活动性肾小球肾炎、荨麻疹性脉管炎综合征(HUVS)、类风湿关节炎、冷球蛋白血症、遗传性免疫球蛋白缺乏、Graves病(突眼性甲状腺肿)、甲状腺炎、肝脏疾病、回-空肠吻合、恶性肿瘤化疗、AIDS、多发性骨髓瘤等。应注意有些免疫复合物引起的肾病很少甚至没有补体下降,如Schönlein-Henoch紫癜中的肾小球病、IgA肾小球病、C1q肾小球病、膜性肾病(原发性、药物性或恶性肿瘤引起)以及Goodpasture综合征;②合成不足,急、慢性肝炎,肝硬化或肝癌,严重营养不良等;③大量丧失:大出血、大面积烧伤及肾病综合征等。

## 第三节 免疫复合物测定

免疫复合物(immune complex,IC)是抗原与其对应抗体相结合的产物。在正常情况下,机体内的游离抗原与相应抗体结合形成IC,可被机体的防御系统清除,作为清除异物抗原的一种方式,对机体维持内稳态很有利。由于IC的抗原成分复杂,IC形成后可表现新的生物学功能,激活补体成分,和细胞上的Fc受体,补体受体进一步发生结合反应,参与机体的病理性损伤。在某些情况下,体内形成的IC不能被及时清除,则可在局部沉积,通过激活补体,吸引单核吞噬细胞,并在血小板、中性粒细胞等参与下,引起一系列连锁反应导致组织损伤,出现临床症状,成为免疫复合物病(immunocomplex disease,ICD)。

IC在体内存在有两种方式,一种是长时间游离于血液和其他体液中,又称为循环免疫复合物(circulating immunocomplex,CIC),另一种是组织中固定的IC。影响IC沉积的因素很多,如IC的体积、组织带电荷状态、血管的通透性及机体吞噬系统的功能等。其中,IC的大小和量起决定作用,而IC的大小是由抗原抗体的比例决定的。由于抗原与抗体比例不同,体内所形成的IC分子大小各异,通常有三种形式:一是二者比例适当时,形成大分子的可溶性IC(大于19S),易被吞噬细胞捕获、吞噬和清除;二是抗原量过剩时,形成小分子的可溶性IC

（小于 6.6S），易透过肾小球滤孔随尿排出体外；三是抗原量稍过剩时，形成中等大小的可溶性 IC(8.8～19S)，它既不被吞噬细胞清除，又不能透过肾小球滤孔排出，可较长时间游离于血液和其他体液中，即 CIC。当血管壁通透性增加时，此类 CIC 可随血流沉积在某些部位的毛细血管壁或嵌合在小球基底膜上，引起组织损伤及相关的免疫复合物病。

IC 主要在生理免疫反应过程中产生的，有时会在无明显疾病时一过性产生，因此对于检测结果需结合临床症状综合判定其意义。持续 IC 增高提示有慢性原发性疾病存在，其中对风湿病、肿瘤、慢性感染最为重要。血清中抗原抗体复合物的浓度与感染的病程密切相关，如血管炎、多发性关节炎、感染后及副感染免疫复合物病、艾滋病、III 型变态反应、系统性红斑狼疮、类风湿关节炎等并且可以作为预后的一个重要参数。

虽然 CIC 的测定无特异性诊断意义，其存在和含量变化对免疫复合物病的诊断、病程动态观察、疗效及某些疾病机制的探索等都很有意义，因此检查组织内或循环中的 IC 存在有助于某些疾病的诊断，病情活动观察和疗效判断等，以及对于发病机制的探讨、疗效观察和预后判断等具有重要意义。目前认为，CIC 检测对以下各种疾病的诊断和治疗有一定意义：①自身免疫疾病，如类风湿关节炎、系统性红斑狼疮、干燥综合征、结节性多动脉炎等；②膜增殖性肾炎，链球菌感染后肾炎：肾炎患者的血清中大多存在 CIC，并常伴有补体降低；③传染病，如慢性乙型肝炎、麻风、登革热、疟疾等；④恶性肿瘤，黑色素肉瘤、结肠癌、乳腺癌、食管癌等 CIC 增高。

鉴于 CIC 在多种疾病中表现重要作用，几十年来，IC 的实验与临床研究一直是一个非常活跃的领域。因此，涌现出几十种针对 IC 的测定方法，其中 CIC 检测主要可分为抗原特异性和非抗原特异性检测技术两类，前者应用较局限，后者应用广泛。IC 沉积可引起一系列病理生理反应，形成免疫复合物病。局部 IC 的检测可利用免疫组化法检测 IC 在组织中的沉着，或用光学显微镜检测 IC 所致的典型病理改变。

迄今为止，尽管非抗原特异性 CIC 的测定方法众多，但各有欠缺。由于方法的复杂性，敏感性，和所测类型的局限性，各种方法只能检测某一类或某个范围的 IC，不能检出所有的 CIC。目前世界卫生组织 WHO 国际免疫学会推荐的四种方法：C1q 法、胶固素法、固相 mRF 抑制试验、Raji 细胞试验，建议联合应用 2～3 种。IC 的理想检测方法应具备以下特点：①敏感性高；②特异性强；③可重复性好；④操作简便；⑤适用面广。目前常用的试剂均受到复合物内免疫球蛋白种类及亚类、复合物大小、抗原与抗体比例、固定补体的能力等因素的影响,还没有一种方法具备上述所有的特点。因此如何选择方法和判定结果都很复杂,样品的正确处理和保存对结果正确性至关重要。如果方法得当、试剂合格、标本新鲜、操作小心、分析谨慎、CIC 测定就会有较大的参考价值。

## 一、聚乙二醇(PEG)沉淀比浊法

### (一)原理

聚乙二醇(polyethylene glycol,PEG)是乙二醇聚合而成的无电荷线性多糖分子,有较强的脱水性,可非特异地引起蛋白质沉淀。不同浓度的 PEG 可沉淀分子量不同的蛋白质,在 pH 值、离子浓度等条件固定时,蛋白质分子量越大,用以沉淀的 PEG 浓度越小。由于 PEG 6000 对蛋白质沉淀具有良好的选择性,因此在 IC 测定中常用 PEG 6000。用 3%～4% 浓度的 PEG 可以选择性地将大分子 IC 沉淀下来,PEG 使 IC 沉淀的机制可能在于相互结合的抗原抗体的构象发生改变,使其自液相中空间排斥而析出或 PEG 抑制 IC 解离,促进 CIC 进一步聚合成更大的凝聚物而被沉淀。同时选用一系列标准品,作标准曲线。

### (二)材料

1.0.1 moI/L pH 8.4 硼酸盐缓冲液(BBS)

硼酸 3.40 g,硼砂 4.29 g,蒸馏水溶解后加至 1000 mL,滤器过滤备用。

2.PE G-NaF 稀释液

PEG 6000 40.9 g,NaF 10.0 g,用 BBS 溶解后加至 1000 mL,滤器过滤备用。

3.热聚合人 IgG(AHG)

将人 IgG(10 g/mL)置于 63 ℃水浴加热 15 分钟,立即置冰浴内,冷却后过 Sepharose 4B 柱或 sephacryl S-300 柱,收集第一蛋白峰。所获热聚合人 IgG 可用考马斯亮蓝法测定蛋白,实验中可用做阳性对照和制备标准曲线。

4.其他

0.1 mol/L NaOH 溶液。

### (三)实验步骤

1.方法一

(1)取待检血清 0.15 mL,加入 0.3 mL BBS(1∶3 稀释)。

(2)加入各液体(待检血清最终稀释倍数为 1∶33,PEG 最终浓度为 3.64%)。

（3）测试管及对照管置 37 ℃ 水浴 60 分钟。

94 分光光度计在波长 495 nm 测吸光度，对照管调零。

结果：待测血清浊度值＝（测定管吸光度-对照管吸光度）100％，大于正常人浊度值的均值加 2 个标准差 $\overline{X}+2SD$）为 CIC 阳性。

参考值：$4.3\pm2.0$，以大于或等于 8.3 为 CIC 阳性，或以不同浓度热聚合人 IgG 按以上方法操作制备标准曲线，根据待测血清吸光度值查标准曲线，即可得 IC 含量。

2.方法二

（1）取 0.3 mL 待检血清，加入等量 7％PEG 溶液，充分混合，置 4 ℃ 作用 2 小时，3000 r/min 离心 20 分钟，弃去上清。

（2）用 3.5％PEG 溶液以同样转速和时间离心洗涤两次，得到 IC。

（3）将沉淀物溶于 3 mL 的 0.1 mol/L NaOH 溶液中。

（4）用分光光度计测 $A_{280\,nm}$ 值。

（5）同法检测 100 例以上健康人的血清 $A_{280\,nm}$，确定正常值范围（$\overline{X}+2SD$），以大于正常值时判为阳性。也可利用散射比浊法直接测定 PEG 沉淀的免疫复合物；以不同浓度的热聚合 IgG 作为参考标准来计算 CIC 的含量。

**（四）注意事项**

（1）低密度脂蛋白可引起浊度增加，宜空腹采血。

（2）血清标本必须于血液凝固后立即处理或冰冻并避免反复冻融。

（3）本法简单易行，但特异性稍差，易受多种大分子蛋白和温度的干扰，血清中 γ 球蛋白增高或脂肪含量过高可导致检测的假阳性，适合血清标本筛查。

（4）待检血清一定要保持新鲜，放置在 4 ℃ 的冰箱不得超过 3 天。

（5）本法特别适用于沉淀获得 CIC，再进行解离分析其中的抗原与抗体。本试验采用 3.5％PEG 溶液，若用 4％ 的 PEG 溶液可沉淀较小的 CIC，如为 2％ 的 PEG 溶液，则只能沉淀分子量较大的 CIC，如果 PEG 的浓度超过 5％，可使 IgM 等其他血清蛋白同时沉淀，导致假阳性结果。

**二、抗补体实验**

**（一）原理**

血清中有 IC 存在时，可与其本身的 C1（内源性 C1）结合。将被检血清 56 ℃ 加热 1 小时，能破坏结合的 C1，空出补体结合位点。加入豚鼠血清（外源性 C1）及指示系统（致敏绵羊红细胞，SRBC）时，CIC 又可与外源性 C1 结合，使致敏

SRBC 溶血被抑制。如出现溶血表示血清中没有 CIC 存在;不溶血说明标本中有 CIC 存在。将血清标本做不同稀释,并与已知的热聚合 IgG 作对照,可以计算出 CIC 的含量。

(二)材料

(1)缓冲生理盐水:NaCl 17.00 g,$Na_2HPO_4$ 1.13 g,$KH_2PO_4$ 0.27 g,蒸馏水溶解至 100 mL。用时取 5 mL,加蒸馏水 95 mL,10% 硫酸镁 0.1 mL,当日使用。

(2)溶血素:按效价以缓冲盐水稀释至 2 单位。

(3)2% SRBC 新鲜脱纤维羊血或 Alsever 液保存的羊血(4 ℃ 可保存 3 周),用生理盐水洗 2 次,第三次用缓冲盐水,2500 r/min 离心 10 分钟。取压积红细胞用缓冲盐水配成 2% 悬液,为使 SRBC 浓度标准化,可将 2% 悬液用缓冲盐水稀释 25 倍,于分光光度计(542 nm)测定其透光率(缓冲盐水校正透光率至100%),每次实验所用 SRBC 浓度(透光率)必须一致,否则应予调整。

(4)致敏 SRBC:2% SRBC 悬液加等量 1:1000 溶血素,混匀,37 ℃ 水浴10 分钟。

(5)豚鼠血清:取 3 支成年健康豚鼠血清混合分装,-30 ℃ 保存。用时取一管,以缓冲盐水作 1:100 稀释。

(6)热聚合人 IgG:配制方法同 PEG 沉淀试验。

(7)50% 溶血标准管:致敏 SRBC 0.4 mL 加 0.6 mL 蒸馏水使完全溶血后,取 0.5 mL 加缓冲盐水 0.5 mL。

(三)实验步骤

(1)将被检血清置 56 ℃ 水浴 1 小时。

(2)设两排管径,色泽相同的试管(实验/对照),每排 5 支。

(3)加豚鼠血清和缓冲盐水至各管。

(4)实验管加被检血清 0.1 mL,对照管各管不加血清,以缓冲盐水代之,37 ℃ 水浴 10 分钟。

(5)各管加致敏 SRBC 0.4 mL,混匀,置 37 ℃ 水浴 30 分钟。

(6)将各管 1000 r/min 离心 3 分钟,或置 4 ℃ 的 SRBC 待自然下沉后观察结果,以上清液与 50% 溶血管比色。

(7)结果判定:以 50% 溶血管作为判定终点,凡实验排比对照排溶血活性低1 管或 1 管以上者为抗补体实验阳性,提示有免疫复合物存在。每次实验以热聚合人 IgG 作阳性对照。

### (四)注意事项

(1)此方法敏感性高,不足之处是特异性较差,只能检出与补体结合的 CIC,抗补体的任何因素(如天然多糖、细菌内毒素等)均能干扰本试验,易出现假阳性。

(2)混合豚鼠血清一般 1∶100 稀释后应用。豚鼠血清忌反复冻融,补体活性会有所下降,用前可先滴定,选取 0.1 mL 引起 50％溶血的补体稀释度。

(3)试剂应新鲜配制;缓冲盐水、2％SRBC 悬液、致敏 SRBC 均应新鲜配制。

(4)被检血清应新鲜,无细菌污染及溶血。

## 三、抗 C3-CIC-ELISA

### (一)原理

IC 在激活固定补体的过程中与 C3 结合,而结合于 IC 上的 C3 可以与抗 C3 抗体结合,从而利用酶标记的抗 Ig 抗体可以检测 IC 物的含量。抗原/C3 是所有激活补体的抗原类 CIC 的总和,如以抗 C3 抗体为包被抗体,CIC 在体内已结合了 C3,通过 C3 介导 CIC 与固相抗 C3 连接,加酶标记抗人 IgG 检测复合物中 IgG,加底物显色,根据颜色深浅判断免疫复合物含量,则对探讨某类抗原特异性的 IC 的病理作用具有重要意义。

### (二)材料

(1)羊抗人 C3 IgG。

(2)PBST:0.01 mol/L PBS(pH 7.4)含 0.05％吐温-20。

(3)HRP-抗人 IgG。

(4)OPD-$H_2O_2$ 新鲜配制。

### (三)实验步骤

(1)抗体包被:在聚苯乙烯微量反应板孔内加入羊抗人 C3 IgG,10 $\mu$g/mL,4 ℃作用 24 小时,PBST 洗涤三次(可以使用直接包被好的商品)。

(2)加入 0.1 mL 用生理盐水或 PBS 按 1∶10 稀释的待检血清,每份标本 2～3 复孔,同时设阴阳性对照。

(3)用胶带覆盖酶标板,置 4 ℃温度下 24 小时,PBST 洗涤。

(4)加 0.1 mL HRP-抗人 IgG(含 10％羊血清的 PBST 稀释),25 ℃温度下4 小时(或 37 ℃温育 30 分钟后,4 ℃温度下放置 30 分钟)。

(5)PBST 洗涤。

(6)加 0.1 mL 新鲜配制的 OPD-$H_2O_2$ 底物液,放置暗处 25 ℃持续 15 分钟。

(7)加 50 $\mu$L 1mol/L 的 $H_2SO_4$ 终止反应,酶标仪测定 $A_{490\ nm}$ 值。

(8)根据复孔的 $A_{490\ nm}$ 平均值,以 P/N 值≥2.1 者判定为阳性。

### (四)注意事项

(1)本实验应设正常人血清为阴性对照。

(2)本方法敏感,可达 5～10 mg/L。

(3)本试验方法可以检测能够固定补体的 IC(主要是 IgM 与抗原组成的 IC 或 IgG1-3 与抗原组成的 IC)。

(4)不适当的操作可造成 IgG 的非特异性凝集以致假阳性(血清反复冻融,加热灭活等)。

## 四、SPA 夹心 ELISA 试验

### (一)原理

利用 PEG 沉淀血清中 IC,并使其吸附于富含 A 蛋白的金葡菌上。金黄色葡萄球菌 A 蛋白(SPA)可与 IC 中 IgG 的 Fc 段结合,将待测血清用低浓度 PEG 沉淀后加至 SPA 包被的固相载体上,再以酶标记的 SPA 与之反应,即可检测样本中有无 IC。

### (二)材料

(1)2.5％,5％PEG:用 PBS(0.02 mol/L,pH 7.4)配制。

(2)BSA 缓冲液用:PBS(0.05 mol/L,pH 7.4)配制,含 0.01 mol/L EDTA,0.05％吐温-20,4％BSA,0.1％硫酸汞。

(3)HRP-SPA 用改良过的碘酸钠法将 SPA 与 HRP 制成结合物,方阵法滴定最适工作浓度或按产品说明书使用。

(4)热聚合人 IgG:人 IgG 10 mg/mL,63 ℃加热 20 分钟制成。

### (三)实验步骤

(1)SPA(5 $\mu$g/mL,PBS 稀释)包被反应板微孔,每孔 0.1 mL(对照孔不包被),4 ℃过夜后洗涤 3 次备用。

(2)待测血清 0.05 mL 加 PBS 0.15 mL 和 5％PEG 0.2 mL 混匀,4 ℃过夜后1600 r/min 离心 20 分钟,弃上清,沉淀用 2.5％PEG 洗 2 次,加入 PBS 0.2 mL 和 BSA 缓冲液 0.2 mL,混匀,37 ℃水浴 30 分钟,摇动,使完全溶解。

(3)将已溶解的待测血清沉淀物加至上述包被孔和对照孔中,置 37 ℃60 分

钟,洗 3 次,各孔加入底物溶液(OPDH₂O₂)0.1 mL,37 ℃温度下 20 分钟显色。

(4)加 50 μL 1mol/L 的 $H_2SO_4$ 终止反应,酶标仪测定 490 nm OD 值。

(5)标准曲线制备:取正常人血清 0.2 mL,热聚合人 IgG(120 μg/mL)0.2 mL,加 PBS 0.4 mL 和 5%PEG 0.8 mL,置 4 ℃过夜。同时做不加热聚合人 IgG 的正常血清对照,以排除干扰。沉淀清洗同上面操作,用稀释的 BSA 缓冲液(加等量的 0.01mol/L,pH 7.4 PBS)1.6 mL 溶解并稀释成 120 μg/mL、60 μg/mL、30 μg/mL、15 μg/mL、7.5 μg/mL,与待测血清同法操作,制成标准曲线。

(6)结果判定:从待测血清吸光度值查标准曲线,可换算成相当于热聚合人 IgG 的 CIC 含量(μg/mL),高于正常对照 $\overline{X}+2SD$ 为阳性。

参考值:以>28.4 μg/mL 为阳性。

### (四)注意事项

(1)热聚合人 IgG 应分装贮存于-20 ℃,不易反复冻融,否则易解聚。

(2)加入 SPA 至最终浓度 5.0 g/L,可使热聚合人 IgG 稳定;PEG 浓度影响 CIC 沉淀的量,须严格配制。

(3)本法只能检测 IgG1、IgG2 和 IgG4 形成的 IC,因葡萄球菌 A 蛋白分子上无 IgG3 的 Fc 受体。

### 五、C1q 结合试验

#### (一)原理

根据 IC 结合补体的性能,抗原和抗体结合后,抗体的 Fc 片段暴露 C1q 结合点。补体成分中的 C1q 能与免疫球蛋白 IgG、IgM 的 Fc 段特异结合,对 19~29S 大小的 CIC 亲和力尤强,故可根据被结合的 C1q 量测定 CIC。将待检血清先行加热 56 ℃30 分钟,以灭活其中的补体和破坏已与 CIC 结合的 C1q,空出补体结合点。将待检血清加入包被有 C1q 的微量反应板中,待检血清中免疫复合物和 C1q 结合,再与酶标记抗人 IgG 反应,通过底物颜色的深浅判断免疫复合物的存在及含量。该法优点是敏感性高、重复性好,缺点是纯化的 C1q 难以得到。

CIC 与 C1q 的结合可用多种方法进行检测,常用的有以下 3 种。

1.液相法

先将放射性核素标记的 C1q 与灭活过的血清标本混合作用,再加入 0.5%(终浓度)的 PEG 将结合了 C1q 的 CIC 沉淀下来,通过检测沉淀物中的放射活性来计算 CIC 的含量。

## 2.固相法

先将 C1q 吸附于固相载体表面,加入待检血清使 CIC 与 C1q 结合,再加入酶标记的抗人 IgG 或 SPA,最后通过底物颜色的深浅判断免疫复合物的存在及含量,下面侧重介绍固相法。

## 3.C1q 偏离试验

先将放射性核素标记的 C1q 与灭活的血清标本混合,再加抗体致敏的绵羊红细胞,温育后离心,检测红细胞上的放射活性。红细胞的放射活性与免疫复合物的量呈负相关。

### (二)材料

成套商品化试剂盒

### (三)操作步骤

(1)将待检血清和参考血清(HAHG)分别加入 0.2 mol/L EDTA 溶液中,37 ℃30 分钟,使体内已知与免疫复合物结合的 C1q 被灭活除去。

(2)在包被有 C1q 的微量反应板里加入 0.1 mL 上述灭活的待检血清和参考血清,37 ℃温度下放置 2 小时,TBS 液洗 3 遍。

(3)每孔加入 1:2000 的 HRP-抗人 IgG 0.1 mL,室温作用 1 小时,TBS 液洗 3 遍。

(4)每孔加入底物溶液(OPD-$H_2O_2$)0.1 mL,置暗处显色 20 分钟显色。

(5)加 50 $\mu$L 1mol/L 的 $H_2SO_4$ 终止反应,酶标仪测定 490 nm OD 值。

(6)以参考血清作校正曲线,计算出待检血清中免疫复合物的含量。

### (四)注意事项

(1)尽可能采用新鲜血清标本,避免反复冻融。

(2)由于包被用的 C1q 不稳定,所以测定的结果稳定性较差。

(3)C1q 对 DNA 及其他多聚阴离子物质非常敏感,试验中干扰因素较多。

(4)C1q 法不能检测 IgG4 及旁路激活补体的免疫复合物。

(5)SLE 患者血清中抗 C1q 抗体能产生假阳性。但补体水平差别较大,且凝聚免疫球蛋白、DNA、C 反应蛋白等均能与 C1q 结合,因而均影响这些方法的检测结果。

## 六、胶固素结合试验

### (一)原理

胶固素是牛血清中的一种正常蛋白成分,能与 CIC 上的补体 C3 活化片段

C3bi 有较强的亲和力,因此固相的胶固素可以在 $Ca^{2+}$ 等作用下捕获结合了 C3 或其片段 C3bi 的 CIC。将胶固素包被于固相载体上,待测血清中 CIC 与之结合,再加酶标记的抗人 IgG,加底物显色,即可测知 CIC 含量。本实验重复性好,但敏感性略低于 C1q 法。

### (二)材料

(1)胶固素:商品化试剂。

(2)辣根过氧化物酶标记的羊抗人 IgG:商品化试剂。

(3)包被液:pH 9.5 巴比妥缓冲盐水,巴比妥钠 5.15 g,NaCl 41.5 g,1mol/L HCl 加蒸馏水至 1000 mL 即为原液。用时以蒸馏水将原液作 1∶5 稀释。

(4)洗涤液:上述原液 400 mL,$CaCl_2$ 2 mL,1 mol/L $MgCl_2$ 2 mL,吐温-20 1 mL 蒸馏水加至 2000 mL。

(5)其余试剂同 ELISA 方法。

### (三)操作步骤

(1)用包被液将牛胶固素稀释成 $0.2\mu$ g/mL,在聚苯乙烯反应板每孔中加 200uL,4 ℃维持 24 小时(37 ℃维持 3 小时),包被后可用 1 个月以上。

(2)洗涤 3 次,3 分钟/次。

(3)加入 1∶100 稀释的待检血清,每孔 200 $\mu$L,37 ℃温育 2 小时,洗涤(同时加健康者血清,热凝 IgG 为对照)。

(4)加入按效价稀释的酶标抗人 IgG,每孔 200 $\mu$L,37 ℃温育 3 小时,洗涤。

(5)加底物,每孔 200 $\mu$L,37 ℃30 分钟,后加 1 滴 2 mol/L $H_2SO_4$ 终止反应。

(6)测吸光度值 $A_{492\,nm}$ 值。

结果判定:每次实验应设阴性和阳性对照,并校正待检血清的吸光度。

以高于正常人均值+2 个标准差 $\overline{X}+2SD$)为阳性;(或参考值为 AHG 6～12 mg,大于上限值为阳性)。

### (四)注意事项

(1)胶固素性质稳定、容易保存、来源方便、价格便宜,检测方法也不复杂,便于推广。

(2)不能及时检测的标本应冻存,避免反复冻融。

(3)本法是 WHO 推荐的方法,灵敏度高;经典或旁路途径激活的都可检出,并可用做 CIC 分离;不足是只能检出本法仅能够检测结合补体的大分子 IgG 免疫复合物,仅对 C3b 的短寿命中间片段 C3bi 敏感,所测的循环免疫复合物就更局限,且 EDTA 和含乙胺酰基的糖类会抑制胶固素的反应。

## 七、特异性 CIC 测定

所谓抗原特异性 IC 测定是人们已知或高度怀疑某病的致病原,通过区别游离的抗原和与抗体结合的抗原,选择性测定含有某种特定抗原的 IC,如 HBsAg-HBsAb、甲状腺球蛋白 Ag-抗甲状腺球蛋白 Ab、DNA-抗 DNA 等。通过此法测定 IC,就可测出这种抗原是否存在及其滴度。在已知由某种抗原引起的免疫病理反应的疾病中,抗原特异性 IC 测定很有诊断意义,但只能作为 IC 阳性结果以后的确定实验,一般不用于常规诊断。抗原特异性 IC 的测定常采用 ELISA方法。

## 八、IC 检测的意义及应用

IC 的形成是正常免疫功能之一,发挥免疫防御功能,一般对机体有保护作用,但有时 IC 沉积可激发病理性免疫反应,导致各种疾病,包括形成免疫复合物病。某些自身免疫性疾病(如全身性红斑狼疮、类风湿关节炎、结节性多动脉炎等)、膜增殖性肾炎、急性链球菌感染后肾炎、传染病(如慢性乙型肝炎、麻风、登革热、疟疾等)以及肿瘤患者,血清中都可能检出循环免疫复合物。虽然循环免疫复合物与病理关系的机制尚不能完全评述,但测定体液或组织中的 IC 具有一定的临床价值,对于判定疾病的活动性、治疗效果、预后以及探讨发病原因有重要意义。

低浓度的 CIC 可出现于健康人群中,CIC 的出现不一定意味着致病,只有符合 ICD 的确诊指征,才可考虑患此类疾病。长期持续的 CIC 存在为免疫复合物病的发生所必需,但并不是足够的条件。判定 IC 为发病机制的证据有三:①病变组织局部有 IC 沉积;②CIC 水平显著升高,并与疾病须有某种程度的相关性;③明确 IC 中的抗原性质。第三条证据有时很难查到,但至少要具备前两条,单独 CIC 的测定不足为凭。人体在健康状态下也存在少量的 CIC(大约 10~20 $\mu$g/mL),其生理与病理的界限不易区分。

血中存在 IC 不一定就有沉淀,更不表明就是 ICD,IC 测定阳性不能肯定诊断,而测定阴性也不能否定诊断。目前已经明确系统性红斑狼疮、类风湿关节炎、部分肾小球肾炎和血管炎等疾病为 ICD,CIC 检测对这些疾病仍是一种辅助诊断指标,对判断疾病活动和治疗效果也有一定意义。在发现紫癜、关节痛、蛋白尿、血管炎和浆膜炎等情况时,可考虑 ICD 的可能性,应进行 CIC 和组织沉积IC 的检测。另外,患有恶性肿瘤时 CIC 检出率也增高,但不出现Ⅲ型变态反应的损伤症状,称之为临床隐匿的 IC 病,然而这种状态常与肿瘤的病情和预后相关。

IC 中抗原和抗体的性质及各类的检测对临床诊治疾病及深入研究疾病的免疫病理机制有一定价值。但是由于所涉及的抗原种类很多,例如病原微生物、自身物质、各类同种抗原等,检测方法可分别参见各种抗原的检测技术。IC 中的抗体主要涉及 IgG 及其亚类、IgM 和 IgA,分析方法是将血清中 IC 分离出来,再用双抗体 ELISA 夹心法等方法分析抗体的类别。CIC 检测的方法太多,其原理各不相同,用一种方法测定为阳性,另一种方法检测可能为阴性,由于缺乏统一的标准品作为对照个实验室结果常难以比较,故在检测时最好用几种方法同时测定,按照 WHO 推荐,至少需同时采用两种检测系统结合的方法,而且是不同原理(免疫复合物的生物学功能或物理化学特性)的方法相结合来判定其与疾病的病理关系,但与免疫组化法一起检测,其意义就大得多。

由于 IC 生理和病理状态的界限难以确切衡量,CIC 的测定结果尚不能作为诊断疾病的敏感可靠的指标,因此建立和提高检测方法的稳定性和敏感性,特别是提高抗原抗体特异性免疫复合物的检测,才能提高 IC 对疾病诊断的意义。以聚乙二醇沉淀法为例,虽然 IC 形成后溶解度降低,最易发生沉淀,但不同大小的 IC 之间差距很大且与血清中的其他蛋白成分有重叠,沉淀过程又受反应体系蛋白浓度离子强度、pH 和温度的影响,所以是较粗糙的定量方法。近十几年来,方法学的进展主要表现在利用 IC 的生物特性上,如补体受体、Fc 受体等。因而,IC 测定方法的改进、完善,质量控制统一化仍是非常需要的。随着免疫学的发展,人们将对 IC 的形成、致病有更深刻的认识,会在 ICD 的诊断、治疗方面有更大的进展。

# 第四节　自身抗体测定

## 一、概述

### (一)定义

自身抗体是指抗自身细胞内、细胞表面和细胞外抗原的免疫球蛋白,血液中存在高效价的自身抗体是自身免疫病(autoi mmune disease,AID)的重要特征之一,某些 AID 伴有特征性的自身抗体(谱)。自 1948 年 Hargraves 发现狼疮细胞后,人们开始认识到自身抗体的存在。现已公认的 AID 不下百种,主要分为系统性自身免疫性疾病和器官特异性自身免疫性疾病,可累及全身各种组织、器官,包括消化系统、呼吸系统、泌尿系统、循环系统、神经系统、内分泌系统、肌肉组织、皮肤组织、生殖系统等。在患者中进行自身抗体检查可实现 AID 的预警、早期诊断与鉴别诊断、病情评估、治疗监测、病程转归与预后判断。同时,对自身抗体的深入研究还将促进对 AID 发病机制的了解。目前国外临床常规开展的自身抗体检测项目已达百种以上。

### (二)种类

根据临床意义可将自身抗体分类如下。

1.疾病标志性自身抗体

此类自身抗体只出现于某种 AID 中,绝少出现于其他疾病中,对 AID 的诊断价值大,但种类较少且敏感性低,如系统性红斑狼疮(systemic lupus erythematosus,SLE)中的抗 Sm 抗体(敏感性 20%~30%)、抗核糖体(ribosomal RNP,rRNP)抗体(敏感性 20%~30%)、抗增殖性细胞核抗原(proliferating cell nuclear antigen,PCNA)抗体(敏感性仅为 2%~7%)。

2.疾病特异性自身抗体

此类自身抗体在某种 AID 中敏感性高,在其他疾病也可出现,但阳性率低,如 SLE 中的抗双链 DNA(double stranded DNA,ds-DNA)抗体(活动期敏感性 70%~80%,特异性 90%~95%),也可见于 1 型自身免疫性肝炎(autoi mmune hepatitis,AIH)和混合性结缔组织病(mixed connective tissue disease,MCTD)等疾病(阳性率低于 10%)。

3.疾病相关性自身抗体

此类自身抗体与某种 AID 有密切相关性,但在其他疾病也可出现,且阳性率不低,如原发性干燥综合征中的抗 SSA 抗体和抗 SSB 抗体,阳性率分别为 70%和 40%,对 pSS 诊断意义大,但也常出现于 SLE 中,阳性率分别为 50%和 30%。

4.疾病非特异性自身抗体

此类自身抗体可在多种 AID 中出现,不具疾病诊断特异性,如抗核抗体(antinuclear antibody,ANA),可见于多种结缔组织病中,被作为结缔组织病(connective tissue disease,CTD)的筛选实验。

5.生理性自身抗体

在正常人中常存在针对自身抗原的自身抗体,此类自身抗体效价低,不足以引起自身组织的破坏,但可以协助清除衰老蜕变的自身成分,发挥免疫自稳效应,其出现的频率和效价随年龄的增长而增高,常见的自身抗体有 ANA、类风湿因子(rheumatoid factor,RF)、抗平滑肌抗体(anti-smooth muscle antibodies,SMA)等。

## 二、检测方法

临床应用的自身抗体检测方法种类很多,但其检测的核心原理却一致,即抗原与相应抗体之间的特异性结合反应。不同的检测方法之间的主要差异就在于反映该特异性结合反应的方式不一。目前常用的自身抗体检测方法有:间接免疫荧光法(indirect immunofluorescence,IIF)、酶联免疫吸附试验(enzyme linked immunosorbent assay,ELISA)、免疫(双)扩散法(double immunodiffusion,DID)、线性免疫印迹法(line immunoassay,LIA)、免疫印迹法、放射免疫法、被动血凝法、颗粒凝集法、对流免疫电泳法、蛋白印迹法、免疫斑点法、免疫沉淀法、斑点酶免疫渗透试验、斑点金免疫结合试验、化学发光法、悬浮芯片技术、芯片酶联免疫技术和蛋白芯片法等。其中最常用的检测方法包括 IIF、ELISA、DID和 LIA。

IIF 用抗原与标本中的抗体结合,再用荧光素标记的抗体进行检测。主要应用于 ANA、抗 ds-DNA 抗体、抗中性粒细胞胞质抗体(antineutrophil cytoplasmic antibody,ANCA)、抗角蛋白抗体(anti-keratin antibody,AKA)、抗核周因子(anti-perinuclear factor,APF)抗体、抗 SMA 抗体、抗肝/肾微粒体(liver/kidney mirosomal,LKM)抗体、抗线粒体抗体(anti-mitochrondrial antibodies,AMA)等抗体的检测。

ELISA 即将已知的抗原或抗体吸附在固相载体表面,使抗原抗体反应在固相载体表面进行,而后用酶标记抗体进行定位,用洗涤法将液相中的游离成分洗除,最后通过酶作用于底物后显色来判断结果。主要应用于抗 ds-DNA 抗体、抗心磷脂抗体(anticardiolipin antibodies,aCL)、抗 $\beta_2$ 糖蛋白 I($\beta_2$-glycoprotein I,$\beta_2$-GP I)抗体、RF、抗 CCP 抗体等抗体的检测。

LIA 则在检测膜条上(硝酸纤维膜)完成抗原抗体结合反应,而后亦通过酶作用于底物来判定结果,主要应用于抗 ds-DNA、nRNP/Sm、Sm、SSA、Ro-52、SSB、Scl-70、PM-Scl、Jo-1、着丝点蛋白 B(centromere protein B,CENP B)、

PCNA、核小体、组蛋白、rRNP、AMA-M2 抗体等自身抗体的检测。

DID 主要应用于抗 Sm 抗体、抗 SS-A 抗体、抗 SS-B 抗体、抗核糖体抗体、抗 Scl-70 抗体、抗 Jo-1 抗体、抗 PCNA 抗体、抗 PM-Scl 抗体等抗体的检测。

### 三、临床意义

自身抗体检测对 AID 的诊断和治疗等方面具有广泛的临床意义。

#### (一)AID 诊断与鉴别诊断

疾病标志性抗体或特异性抗体或疾病相关性自身抗体对 AID 诊断与鉴别诊断意义重大,如抗 Sm 抗体对 SLE 的诊断具有较高特异性,是目前公认的 SLE 的血清标志抗体,对早期、不典型的 SLE 的诊断或经治疗缓解后的 SLE 回顾性诊断有很大帮助。

#### (二)AID 病情评估与治疗监测

某些自身抗体与疾病活动性密切相关,通过自身抗体效价的消长判断疾病的活动性,观察治疗反应,指导临床治疗。临床常见的疾病活动性相关自身抗体,如 SLE 中的抗 ds-DNA 抗体、系统性血管炎(systemic vasculitis,SV)中的抗蛋白酶 3(proteinase 3,PR3)抗体和抗髓过氧化物酶(myeloperoxidase,MPO)抗体。

#### (三)AID 病程转归与预后判断

某些自身抗体与疾病发展、转归相关,如局限型 SSc 中抗着丝点抗体(anti-centromere antibodies,ACA)阳性患者预后良好,而弥漫型 SSc 中抗 Scl-70 抗体阳性且年长发病患者预后较差。

#### (四)AID 预警

某些自身抗体可在 AID 发病前即出现,可对疾病进行早期预警,坚持随访以利于患者的早期诊断与治疗,如抗环瓜氨酸肽(cyclic citrulin peptide,CCP)抗体早在类风湿关节炎(rheumatoid arthritis,RA)发病前 4~5 年即可在患者体内出现,AMA 可以在 PBC 患者发病前 10 年出现。

#### (五)AID 致病机制的研究

通过自身抗体临床应用实践,可进一步研究和阐明 AID 发病机制,如 SLE 中的 ANA 与多器官或组织的细胞核结合,从而导致多器官的损伤。

# 参考文献

[1] 田蕊娜,杨涛,罗蓉,等.当代医学检验技术与临床基础应用[M].北京:科学技术文献出版社,2018.

[2] 徐燕.现代临床检验医学[M].北京:科学技术文献出版社,2018.

[3] 刘梦阳.临床医学检验技术与应用[M].北京:科学技术文献出版社,2019.

[4] 夏建朴.现代临床检验医学新进展[M].上海:上海交通大学出版社,2019.

[5] 伦永志.现代医学检验进展[M].厦门:厦门大学出版社,2018.

[6] 张田玲.医学检验与临床[M].北京:科学技术文献出版社,2019.

[7] 于浩.临床医学检验技术[M].北京:科学技术文献出版社,2018.

[8] 杨荷英.实用临床医学检验[M].上海:上海交通大学出版社,2018.

[9] 李玉中.临床医学检验学[M].北京:中国协和医科大学出版社,2019.

[10] 李红.实用临床医学检验[M].长沙:中南大学出版社,2018.

[11] 包广宇.检验技术及临床应用[M].北京:科学技术文献出版社,2019.

[12] 李红.实用临床医学检验[M].长沙:中南大学出版社,2018.

[13] 钟树奇.实用医学检验技术基础与临床[M].北京:科学技术文献出版社,2019.

[14] 李林海.医学检验临床应用[M].北京:科学技术文献出版社,2018.

[15] 刘利华.现代临床检验与技术[M].北京:科学技术文献出版社,2019.

[16] 曹文霞.临床医学检验[M].北京:科学技术文献出版社,2018.

[17] 王家安.临床检验技术与应用[M].北京:科学技术文献出版社,2018.

[18] 王洪阁.临床检验技术[M].北京:科学技术文献出版社,2018.

[19] 朱光泽.检验项目及临床诊断[M].北京:科学技术文献出版社,2019.

[20] 程训民.实用检验医学[M].北京:科学技术文献出版社,2018.

［21］赵雨.现代检验技术与临床诊断［M］.北京:科学技术文献出版社,2019.

［22］钱震雯.现代实用临床检验技术［M］.北京:科学技术文献出版社,2018.

［23］呼奇轩.临床医学检验技术［M］.北京:科学技术文献出版社,2019.

［24］王波.现代检验临床诊断应用［M］.北京:科学技术文献出版社,2018.

［25］单保恩.检验医学技术与临床［M］.北京:科学技术文献出版社,2018.

［26］刘辉.实用临床检验技术与疾病诊断［M］.北京:科学技术文献出版社,2018.

［27］张纪云,龚道元.临床检验基础［M］.北京:人民卫生出版社,2019.

［28］刘世玉.新编临床检验学［M］.北京:科学技术文献出版社,2018.

［29］王薇.现代临床检验技术与临床诊断［M］.上海:上海交通大学出版社,2019.

［30］赵静.实用临床检验技术［M］.上海:上海交通大学出版社,2018.

［31］查艳,黄山.尿液生物化学与检验［M］.北京:人民卫生出版社,2019.

［32］王柏田.检验技术与诊断常规［M］.北京:科学技术文献出版社,2018.

［33］张新春.临床检验技术与临床应用［M］.上海:上海交通大学出版社,2018.

［34］郑楠.检验诊断与新技术应用［M］.北京:科学技术文献出版社,2018.

［35］陈红.医学检验与临床分析［M］.北京:科学技术文献出版社,2019.

［36］徐惠静.临床血液检验减少误差的有效措施［J］.中国医药指南,2019,17（10）:100-101.

［37］路琳君,孙梦甜,刘春晖,等.联合应用尿液干化学法与尿沉渣镜检法进行白细胞检验的临床价值探讨［J］.中国卫生检验杂志,2019,29(7):860-861.

［38］刘君茹.临床检验中影响尿液检验的因素分析［J］.中国医药指南,2019,17（20）:86-87.

［39］张利华,季沈杰.富血小板血浆量、采血量与抗凝剂比例对血小板聚集检验结果的影响［J］.国际检验医学杂志,2019,40(S02):277-279.

［40］曹晶晶.新生隐球菌性脑膜炎的脑脊液标本检验方法分析［J］.临床检验杂志,2019,8(2):189-190.